品味中医

皋永利　著

學苑出版社

图书在版编目(CIP)数据

品味中医/皋永利著. —北京:学苑出版社,2013.3

ISBN 978-7-5077-4244-2

Ⅰ. ①品… Ⅱ. ①皋… Ⅲ. ①中医学-研究 Ⅳ. ①R2

中国版本图书馆 CIP 数据核字(2013)第 051823 号

责任编辑:周乙龙
出版发行:学苑出版社
社　　址:北京市丰台区南方庄 2 号院 1 号楼
邮政编码:100079
网　　址:www.book001.com
电子信箱:xueyuan@public.bta.net.cn
销售电话:010-67675512、67678944、67601101(邮购)
经　　销:新华书店
印 刷 厂:三河市德利印刷有限公司
开本尺寸:890×1240　1/32
印　　张:6.875
字　　数:125 千字
版　　次:2013 年 3 月第 1 版
印　　次:2013 年 3 月第 1 次
定　　价:23.00 元

自序

《把脉中医》出版之后，本想静下来休息一段时间，也好对过去的一些认识细细回味一番。然而，十几年来对中医发展的关注和思考，已经成为了习惯，遇到问题便难以释怀，如鲠在喉，不吐不快。于是继续跟随中医发展的脚步，对近年仍在争论和新出现的问题，在思考的同时又陆续撰写了60余篇文章，有40余篇在《健康报》“中医周刊”版和《中国中医药报》“视点”版刊出。意料之中是，其中一些观点同样在中医界引起关注和反响。为满足更多读者的需要，稍事谋划与整理，《品味中医》便瓜熟蒂落与大家见面了。

虽然时间只有两三年，中医值得讨论的问题还是很多。也许这就是中医的与众不同，永远是那么引人注目，让人关切，令人深思。

导致中医问题不断涌现的原因，仍然在于中医突出的文化性与自然科学本质的隐匿性。站在不同的角度，便有不同的认识。传统与现代的比较，发展与回归的碰撞，成为引发学界讨论持久不衰的直接原因。

客观地说，经过长期讨论之后，有些问题并没有得到根本解决。例如在中医方法论层面的共识远没有形成，认识上的困惑与分歧依然严重；中医自主发展的方向已经明确，而实践原则并不清楚，“中医研究”与“研究中医”常相对立，依然认识模糊，争论不断；中医文化建设的根本意义何在，中医的根脉靠什么来延续，“中医热”形成的基本条件又是什么，对文化认识的关键点仍然没有准确的把握；中西医结合的真正医学价值在哪里，二者是否存在通约的根据，“中西医并重”的深层含义又是什么，对中西医关系的深刻性认识尚不充足；临床名医为什么少了，临床科研为什么开花多结果少，中医发展创新的立足点在哪里，什么才是真正的临床创新，用科学家标准评价名医是否对路，依靠什么来赢得中医市场，认识远没有到位；还有中医魅力形成的要素是什么，什么是影响中医走出国门的门槛等问题，同样需要继续深入的探索。书中对这些问题进行了用功思考，算不上深入，作为一家之言，愿能对中医发展道路的探索有一点启发。

或许再过十年，有些问题仍然不会有答案，认识依旧得不到统一。但是，只要我们肯为之付出努力，将研究坚持下去，就一定会推动中医一步一步向前迈进。作为中医人，我们应该有这样的信心与意志。

本书与《把脉中医》可视为姊妹篇，只是本书的内容在撰写上更耐心、更理性了，名曰“品味”，用意即在于此。至于本书的价值如何，仍然交由读者来评判吧。

最后，我要由衷地感谢《健康报》、《中国中医药报》多年来对自己的一贯支持，感谢学苑出版社的厚爱，没有你们的鼎力帮助，就不会有《品味中医》。

皋永利

2012年7月于济南

目录

一　中医方法论之困惑

“本来富有辩证意义的阴阳范畴，一旦固定为自然科学本身的解释模式，就会对科学的发展起阻碍作用，因为它诱使那些对自然科学感兴趣的人，停留在根本不能说明问题的解释上。”

由于中国文化中“无为而治”的消极探索思想，只有宇宙观而没有本体论，重社会伦理而轻科学求知，基本满足于“常识性”的自然知识而不深究所获得的知识何以是正确的，最终导致中国传统文化中理性精神和演绎逻辑学方法的缺乏。

理论上的不可通约并不意味着研究手段和方法上的对立。同样，不能因为西医学的研究对象是本体的，而中医学就只能限于宏观而不能向本体涉足。

如何将宇宙观向本体论转移，将研究重心从形上向形下转移，进而解决结构与细节不清的问题，是打开中医发展之锁的钥匙。

在一定层面上对医药解说的“无所不能”，是中医理论发展缓慢的症结所在。

如果将中医的关系论仅限于现象层面，就现象论关系，其意义与就现象论现象相去不远。

道由器生，重道而不重器，重道便是一句空话。唯有器道并重，才能从根本上推动中医快速发展。

科学从哲学中分化出来，根本原因在于科学的快速发展使哲学无力驾驭。科学之马挣脱哲学之缰，是科学规律使然。

“李约瑟难题”与中医发展之难

为什么历史上中国科学技术一直遥遥领先于其他文明？为什么到了现代中国科学技术不再领先于其他文明？这就是著名的“李约瑟难题”。这一情况与中医的发展情形是何等的相似：历史上的中医是辉煌的，为什么近代以后便辉煌不再，而且逐渐萎缩？李约瑟难题一经提出，便吸引了一大批国内外不同领域的学者从不同角度寻求答案，所以如此，这是因为它不仅是一个历史研究问题，更重要的是对他的研究有助于找出一条中国通往现代化的道路。又是不谋而合：中医近百年来的争论，不也是在为中医寻求一条可行的现代化之路吗？此种巧合绝非偶然。科学与中医在中国走的应当是一条相似的发展路径，他们受到的影响和施加的因素也应当是一样的。许多学者在对“李约瑟难题”进行解答时提出了一些很有价值的观点，这些观点对探索中医发展之路也应当具有同样的参考价值。

在解答“李约瑟难题”的时候，多数学者把问题都集中在了中国的文化上，认为中国固有的传统文化及其思维方式，是导致科学在中国近代发展滞缓的根本原因。复旦大学校长杨玉良先生在《也谈李约瑟难题》一文中说：“当前对中国文化的讨论很多，我的观点是：或许在我们传统文化中最缺乏的是理性精神和演绎逻辑学方法。作为一个中国人，承认这点是痛苦的，但只有看到这点，才有助于建立我们新时代的创新文化。”他进一步分析认为：中国古代思想史上的主流自然观认为自然界在本质上是不可认识的。在方法论方面，东方神秘主义思想不追求以严密和精确的方式来认识自然，而更多的是凭直觉。道家思想主张的“清心寡欲”、“无为而治”、“天人合一”等顺应自然的观念，对人与自然和谐发展有积极的意义，但在历史上的基本取向则是追求“天意”、“无为”和“出世”。北京大学哲学系章启群教授曾一针见血地指出：“《老子》的‘无为’思想实质上也包含了一种对自然、对社会、对人生无能为力的消极含义”。这种消极态度的严重后果就是严重阻碍了人们探索自然的热情与积极性。著名学者、思想家顾准先生说过：“中国思想只有道德训条。有《周髀算经》，然而登不上台盘。犹如中国有许多好工艺却发展不到精密科学一样。”美国汉学家、中国近现代史研究领域的泰斗费正清先生认为：“中国科学未能发展同中国没有订出一个更完善的逻辑学有关。”杨振宁博士也指出：“中华传统文化的一大特色是有归纳法，可是没有推演法。”在没有演绎逻辑学的情况下，中国的数学始终只停留在计算上。所以，一些数学家认为：中国没有数学，只有算学。即中国的数学缺少严密的推理与论证。缺乏以严密逻辑推理和论证为特征的数学哲学精神，是无法催生出现代科学的。所以，尽管中国有过以四大发明为代表的诸多发明，却最终没有诞生像样的科学理论。直到 16、17 世纪前，中国的技术发明走在世界前列，而在科学思想和精神上，在演绎逻辑学的方法论上，则远远落后于希腊。

厦门大学教授谢泳先生发表的《张东荪解释“李约瑟难题”》一文，其中一些观点也颇有意思。文章指出，张东荪（20 世纪中国很有建树的哲学家）认为中西所以不同之故，其种子就在于古代，并不是由近代而突然变成的。西方有科学不是偶然的，科学之成立虽只在近代，但其精神却在近世以前。科学未发生以前，科学的种子却早已存在了。特别提出，西方科学的出现是因为“‘物’（Thinghood）之概念之创造。”他解释道：“在科学未真成立以前，人类对于物并没有清楚的概念。从这一点上来讲，科学与历史可以说根本不同。科学的对象是‘物’，而历史的对象是‘事’。中国人尤其古代，可以说对于物没有清楚的概念。关于这一层就是现在所要讨论的，不仅表明科学与历史的不同，并且要说明何以中国思想只偏重于历史而不发生有科学。”张东荪认为只有把“实证”、“自然之齐一性”、“实验法”和“因果”这几个概念连缀在一起才能产生科学，这些概念是互相关联的一组。他说：“中国人在历史上从古就没有这一组的概念，所以后来不会发展为科学。现代中国学者往往不明白这个道理，以为中国思想中有一部分是合乎科学精神的。殊不知真正的科学对于上述的几个观念是不可缺一的。”进一步指出：“在中国思想上尚未形成严格的‘物’之观念，其故乃是由于中国只有宇宙观而没有本体论。因为对于‘本质’没有清楚的观念，所以对于宇宙不求其本体，而只讲其内容的各部分互相关系之故。因此没有把物从时空中抽出来。所以我们可以说中国人始终对于物没有像西洋科学家那样的观念。”这也许是中医只讲整体、讲关系而不重视实体和结构的原因所在。

另外一篇有价值的文章是杭州师范大学教授钟明奇先生撰写的《“李约瑟难题”的哲学探解——评金永植教授〈朱熹的自然哲学〉》（金永植是韩国汉城国立大学教授）。文章说：照常理来看，朱熹的自然哲学当然不是朱熹思想中最主要的部分，金永植教授为什么要苦心孤诣地去解读朱熹的自然哲学呢？因为这涉及到有关中国文化走向的一个大问题，即为什么近代科学革命没有在中国发生？我们当然已经走出了朱熹的时代，但我们是否已经真正走出了朱熹所代表的文化？研究朱熹的自然哲学，从本质上说，就是研究朱熹探究自然世界的思维方式。由于朱熹在中国历史上的巨大影响，其自然哲学在相当程度上影响了宋以后我们民族探究自然世界的思维方式中某些至为重要的方面。科学革命之没有在中国发生，是与我们民族探究自然世界的思维方式紧密联系在一起的。金永植教授锲而不舍地研究朱熹的自然哲学，真正关注的并不是朱熹有多少自然知识，而是朱熹用怎样的哲学眼光去解读自然世界。

文章说，金永植教授相当深刻地解剖了朱熹探究自然世界的最主要的思维方式，这就是朱熹从没有真正把自然世界的问题当作问题来思考，他的兴趣总是在社会与道德方面。他思考自然世界的一些现象主要是为他阐释社会与道德问题服务的，或者更确切地如金教授所说，“他往往是在论及道德与社会问题时才提及它们，用一些人所共知的自然现象来与复杂而困难的社会问题作类比。真正为自然现象而讨论自然现象的情况在朱熹那里绝无仅有”。概括地说，朱熹重社会伦理而轻科学求知，以道德修养为本位，而不以科学求知为本位。这就在根本上决定了朱熹不可能真正深入到自然世界的堂奥中去。对朱熹来说，用于作为探求自然世界的最好的哲学术语无过于“格物”了。但朱熹所谓的“物”，首先是“事”。“格，至也。物，犹事也。”诚如金教授所说：“朱熹的‘格物’，主要是重在道德与社会问题上”。可以说，朱熹对知识的探求带有明显的泛道德主义思维方式倾向，它往往将对真知的探求向伦理化方向发展，造成以善代替真的局面。

事实上，此种“格物”的求知思维方式隐藏了以朱熹为代表的新儒家更为核心的一个问题，即与“格物”观紧密相联的，是自然界的秩序背后的道德上的秩序，“格物”在对自然世界的探索方面最终要为道德提供一个“宇宙的基础”。这可以看出他们格物求知的真正目的。一旦这个“道德的宇宙基础”建立，他们就没有多少兴趣去关心提供这个基础的自然世界本身了。因此，朱熹式的格物求知不仅仅是他个人的思维方式，而且显示出一个时代的文化思维特征，总体上与当时社会和文化发展的大趋势相适应。

文章说，关于朱熹自然观的总体特征，金教授的概括至为精辟，即朱熹不严加区分自然世界与非自然世界；他喜欢从既成的没有严格定义的概念如阴阳五行等出发而不是从自然现象本身出发去解释自然世界，这就是把自然世界看成“概念的图式”；他不能把某些自然现象的特征上升为一般规律，因而存在求知上的“个别论”特性；他基本满足于“常识性”的自然知识，不深究所获得的知识何以是正确的这样西方认识论中的主要问题。所有这些，与朱熹格物思维方式的缺乏精确性、不喜欢对自然现象做深入探究的特点有很大的关系。

综合以上观点不难看出，由于中国文化中“无为而治”的消极探索思想，只有宇宙观而没有本体论，重社会伦理而轻科学求知，基本满足于“常识性”的自然知识而不深究所获得的知识何以是正确的，最终导致中国传统文化中理性精神和演绎逻辑学方法的缺乏，导致了科学的落后。反观中医近代以来的发展滞缓与突破之难，是否也与中国传统文化的深刻影响有关？我们在对中医蕴含有丰富的中国文化引以为骄傲的同时，是否也意识到中医作一种具体科学所受到的文化上的制约？中国科学上的“李约瑟难题”已成为历史，由于理性精神和演绎逻辑学方法的发展与支撑，中国正在成为科学强国。而中医发展的难题何时得到真正破解呢？

中医属于自然科学，理性精神与演绎逻辑方法同样是中医破解人体生理病理奥秘、寻求人体深层规律的重要支持。中国文化对中医的影响是深刻的，中医因此形成的缺陷也是突出的，那就是结构上的模糊和细节上的不清，这是中医发展滞缓的根本症结所在。有人说，现代科学的一般方法还难以满足中医发展需要，一些重大的问题有望通过系统论方法、复杂性科学方法来解决。我们知道，不论系统论方法还是复杂性科学方法，它们适用的研究对象，如果作为一个系统来看，其整体和关系，不是模糊的、笼统的、细节不清的，相反，系统的要素都是清晰可见的。只有在要素清晰的状态下，才能有条件来考察要素之间的关系，才能去把握系统对象。这就是说，中医发展的难题，在于如何将宇宙观向本体论转移，如何将研究重心从形上向形下转移，进而解决结构与细节不清的问题，不解决这个核心问题，任何方法都难以打开中医发展之锁。

有学者一直坚持中西医“不可通约”的观点，就目前科学发展的水平来看，中西医之间确实存在着通约的障碍，但是发展地看，“不可通约”是有时代性的，不是永恒不变的，随着现代科学水平的提升，随着中西医的相互渗透与融合，中西医一定会在一个适合的科学层面上达到统一。所以，我们不能僵化地看待中医的发展，更不能通过固守而不是创新来发展中医。目前中西医之间的差异，主要表现在理论阐述上，在科学属性上它们是相同的，即同属于自然科学范畴。因此，在研究手段和研究方法上应当是有共同之处的，也就是说，理论上的不可通约并不意味着研究手段和方法上的对立。同样，我们不能因为西医学主要是对研究对象“本体”的探索，而我们中医学就只能限于宏观上的把握而不能再向本体研究涉足。不可通约论不应成为阻碍中医学研究重心向本体论转移的理由。与此相同，“科学多元化”的提出，也不会成为中医发展问道于现代科学的障碍。

中医概念模糊，是导致中医理论笼统、缺乏严谨的根本原因。在分析中医概念不明晰的原因时，有学者提出：“我们之所以觉得现代科学比中医要概念明晰，其实是因为我们缺乏传统的文化培养。西学东渐之初，中国人没有接受西方文化的基本思路时，反而觉得中国人的天人合一、阴阳五行的思想清楚明白，而西人的思路则难以理解。”这种观点不仅不能对中医“概念不明晰”问题进行有力反驳，反而为中医概念存在的缺陷提供了依据。这恰好印证了学者李侠先生在《作为地方性知识中医该如何超越自身》一文中的观点：“我们只有看到了作为竞争对手西医的存在，我们才能感受到中医作为一种地方性知识存在的事实”。换言之，我们只有看到了西医的一些优势，才感受到了中医自身的一些不足。可以这样说，如果没有西学东渐，没有西方科学在东方的推广普及，中国就不会有今天现代科学的文明与发展，就有可能还停留在以阴阳五行解释科学现象的古代科学水平上。西学东渐，对中国的自然科学发展起到了决定性的推动作用，现代科学对中医的发展也将是如此。为什么“中国人没有接受西方文化的基本思路时，反而觉得中国人的天人合一、阴阳五行的思想清楚明白，”原因就在于近代以前没有与西方科学形成比较。近代以后经过了比较，我们才发现对自然科学现象完全用“天人合一”、“阴阳五行”来解释是笼统的、模糊的，同样发现，以此来全面解释中医诊治疾病的一切原理，概念是不清晰的。著名学者杨振宁博士在谈《易经》对中华文化的影响时，曾明确提出："从根源上分析，《易经》彻底定位了中华文化的思维方式，甚至在科学发展上直接导致了近代科学没有在中国萌芽，也许这不是惟一原因，但至少是重要原因之一。"同时又说："科学就是科学，在科学问题上，一定要摆脱'天人合一'的观念，认同人世间有人世间的规律，有人世间复杂的现象，自然界有自然界的复杂现象，这完全是两回事，不要把二者合在一起。"可见，把中医概念不明晰的原因归结于传统文化培养的缺乏，认识是很有问题的。

我在以前的文章曾提出"中医发展需要超越阴阳水平"的观点，有人提出反对意见，认为"'中医发展需要超越阴阳水平'的提法，实质上是要把中医理论从形上学降低到形下学的水平。"说对了，中医现在需要补的就是对"形下学"研究的课，但这不是对中医理论水平的降低，而是在"形上学"的指导下对中医具体原理的现代科学阐释，是一种进步和发展。也只有如此，中医的"概念不明晰"问题才能得到根本的解决。学者刘大椿先生在《科学与哲学》一书中的一段话很是发人深省："本来富有辩证意义的阴阳范畴，一旦固定为自然科学本身的解释模式，就会对科学的发展起阻碍作用，因为它诱使那些对自然科学感兴趣的人，停留在根本不能说明问题的解释上。"

可见，中医只有走出传统文化观念的束缚，将研究重心从形上转向形下，遵循具体科学发展的路线，才有可能走出困境，走上快速发展的轨道。

“理论万能”是中医理论发展缓慢的根源

中医理论何以发展缓慢？根源何在？中医界相关研究虽然不少，但答案均不令人满意。其实发展缓慢的根源不在中医之外，就在中医理论自身。中医理论在一定层面上对医药解说的“无所不能”，就是导致中医理论发展缓慢的根本原因所在。说理论发展缓慢，是与现代科学理论比较而言。但是从临床实际看，似乎在中医理论面前，没有什么病证和现象不能解释的。理论已是万能的，已经足够解释一切了，何需再发展？

1 阴阳学说无限可分

阴阳者天地之道也，万物之纲纪；数之可千，推之可万。阴阳之道乃世界万物生长变化之根本，用之言说中医，一切变化尽在其中。这也就注定了阴阳学说对中医现象的解释是无所不能的。言说人体，上为阳下为阴；言说脏腑，腑为阳脏为阴；言说气血，气属阳血为阴。言说健康，谓之阴阳平衡；言说疾病，谓之阴阳失调。言说邪气，谓有阴邪阳邪之异；言说药味，则有补阴补阳之分。阴阳学说掌控着人体一切生理病理之变化和阴阳补泻调和之大法，至大无外，至小无内，包罗万象，概莫能外。有这样无所不能言说的理论，中医之事何愁无解？所以，我们在说理论发展缓慢的同时，临床并未表现有紧迫感，依然故我。问题虽然提出了几十年，但理论依然是以前的理论，应对临床依旧从容有余。

在哲学层面言说中医，阴阳无限可分，由大到小，由外到内，无所不及，但揭示的都是哲学层面的一般规律，理论并未走向深入。所以，阴阳学说作为中医的基本理论便如鱼得水，运用自如，无所不能地解说着中医临床之变与不变之理。几千年如此，代代相传，也就成为中医不可改变之自然，进而成为中医之理论传统，非但不能改，还要发扬光大。这便是理论发展困难的原因之一。

2 五行理论无所不包

五行理论在中医学的运用，通过类比自然界金木水火土五种物质，将人体五脏六腑、四肢百骸联系起来，通过一个五行运行的特定模型将人与自然、五脏与六腑之间的关系表现出来，体现了中医以“关系”为核心的整体观，中医的整体观没有了“关系”就会失去基本的支撑。从关系角度认识人体生理病理及辨证论治，便成为中医的重要理论特色。

五行的生克乘侮，使人体包括脏腑在内的任何组织单元的盛衰关系都能得以说明，于是便形成一个以五行为载体的“象”思维模型，这一模型的建立又为中医的说理提供了一个万能的工具。特别是对脏腑病变的言说，依序推论，循环解释，几乎无所不能。

但是，五行学说作为中医学的一个思维模型，是古人通过仰观天文、俯察地理、中通人事逐步摸索出来的，由于天道与人事之间毕竟不是一回事，用五行模型强解生命之规律必有牵强之处。所以，张其成先生曾说：《黄帝内经》采用“象”思维方式，以横向、有机、整合的方法认知生命，这无疑是生命科学的大方向，但也不能不看到中医“象”思维模型并不能完全精确地、数量化地反映人体各个脏器实体的所有生理结构功能、病理变化，不能不看到中医不重量化、不重分析的思维取向导致对生理病理的细节认识不清，诊断辨证的较大“艺术性”、“模糊性”，理论框架的万能化甚至僵化，造成了中医发展的缓慢，造成了中医与现代科学的隔阂，可见象数的思维方式给中医带来的正负面影响都是巨大的。

3 辨证论治无病能外

辨证论治遵循的基本方法是八纲辨证，即阴阳寒热虚实表里之辨。由于中医是以辨病性为主，又是以整体变化为辨证依据，所以任何疾病表现都可被辨识，即非阴即阳，非寒即热，非虚即实，或者夹杂出现。尽管中医也会遇到一些难辨之证，那也是因为一时征象不典型，一旦证候显露，即可泾渭分明。一般说来，在辨证论治这一疾病诊治模式之中，没有什么疾病不能辨识和治疗的。

“辨证论治”作为一种临床模式提出是近50年的事，但是它作为一种临床思维、一种指导思想，历史已很久远。因为有二千年经验的支持，辨证论治作为中医特有的诊治模式，便被固定下来，成为无病不识、无病不治的万能工具。有了这样一种无所不能的工具，中医临床总是从容不迫，应付自如。无论现代科学如何发展，都不能影响辨证论治的固有思维，难以改变辨证论治的模式结构。辨证论治已是中医学的基本特色，也是中医临床根本法宝，没有了辨证论治，中医的根本特色也就不复存在了。鉴于此情，辨证论治这一固有模式的创新发展就更加困难。

4 君臣佐使方源不竭

中医方剂之所以能够千变万化，层出不穷，是因为有一个源源不断的生产模式，即君臣佐使方剂配伍方法。有是证便有是法，有法便有方。虽然病无固定之方，但只要有法，便一定有方，因为方从法出。病可变，法可变，方亦可变，只要制方法度不变，便能以不变应万变。这就是君臣佐使制方模式之所以能应对百病之变的原因所在。

有了一个自如应对疾病百变的制方模式，中医关于药性、方剂方面的理论创新也就不那么重要和迫切了。只要这个模式不改变，中药理论的发展就难以出现创新和飞跃。除了技术原因之外，这也许是中药长期不能占领国际市场的原因之一。

如上所述，因为中医阴阳、五行等学说都是在哲学层面言说中医，解释的都是事物的一般规律，而且已有思维模型的运用是那样的自如，那样的满足，因而对理论的创新和发展也就不会有太强烈的要求。

但是，一切理论都来源于实践，随着实践的发展，理论也在流动、变化、更新之中。以阴阳－五行为代表的“象”思维模型是一个先验的东西，它如同一个一开始就设计好的框架，后来的东西只能分门别类、按部就班地填入其中。以这个模型去说明活生生的、变化莫测的人体生命的全部，无疑是不准确的，也是不可能的。所以，随着时代的发展，科学的进步，中医的说理模型也一定要进行新陈代谢，不断发展完善创新，只有如此，理论才能永远保持它的先进性，才会具有旺盛的生命力。

中国20世纪著名哲学家张东荪在《知识与文化》一书中曾说到：一个民族倘能根据其所发见的这些历史公例以对付一切而竟能绰乎有余，则这个民族决不会感觉另开辟新文化的必要。中国之所以没有科学乃是由于中国人从历史上得来的知识甚为丰富，足以使其应付一切，以致使其不会自动地另发起一种新的观点，用补不足。换言之，就是由于中国自有其固有的一套文化。而在这一套文化上，中国人不必更换观点却能应付其环境，则便不生有创新的需要。所以外国学者批评中国文化有自足性，想来就是因为如此。

应该说，中医理论的自足性与中国文化的自足性是密切关联的。

“重道轻器”不是现代中医之路

古人言：形而上者谓之道，形而下者谓之器。中医之道，气、阴阳、五行诸说是也。中医之器，人体结构、关系是也。重道，是中国文化的传统，受其影响，中医也以道为尊。进入现代科学发展时代，作为医学科学，继续遵循“重道轻器”的传统，中医能否与时俱进，能否加速自身的发展？这是需要我们深思和反省的。发展地看，“重道轻器”只会滞缓中医自身的发展，唯有“道器并重”才是中医发展的正确道路。

1“重道轻器”不符合科学发展规律

明末清初思想家王夫之说：“道者，器之道。”道由器生，无其器就无其道。从本体论的角度看道与器的关系，道器乃一体，不可离器而言道。以道说器，器以载道；以器观道，道者器之道。总而言之，没有道就没有器，没有器就没有道，道器不可分离。所以，重道也要重器，重道不重器，重道就成为一句空话。重器也要重道，只重器而不重道，器就不可能发展。

科学理论源于科学实践，如同梨子的滋味源于对梨子的变革。如果科学脱离了对物质世界的探索和认识，囿于坐而论道，科学的认识就不会深化，就不可能推动科学理论的发展。

承认中医是科学的，中医的发展就必须遵循科学规律。气、阴阳、五行诸学说，虽然取法于中国古代自然哲学，但是它并不是凭空构想的，而是源于先人对自然界的朴素认识。正因为如此，它才能够作为中医的基本理论指导中医的医疗实践，中医才能够担当起中华民族却病延年、健康长寿之大任。

但是，限于自然哲学的一般理论，用于认识事物的一般规律则可，用于认识事物特殊规律则不可。科学之所以从哲学中分化出来独自发展，原因便在于此。由于受中国传统文化的影响，特别是受孔子“君子不器”（《论语·为政》）思想的熏陶，中国古代科学不仅没有得到较快发展，而且还走上了与西方科学思维完全不同的道路。通过整体层面的类比、思辨来把握事物的变化，成为了中国古代科学认识事物本质和推求事物运动规律的主要方法。哲学层面的整体观，在古代科学是先进的，但是科学是具体的，是有自身规律的，始终不变地在哲学层面探寻是不可能推动科学发展的。

中医理论发展之所以长久处于滞缓状态，根本原因便在于中医理论与哲学混而不分，未能同其它科学一样冲破哲学的束缚而走上具体科学发展的道路。远离人体内在，囿于现象层面，依靠比附坐而论道，终究不是科学快速发展之路。

虽然我们一直在强调科学的多元性，强调中医之科学与西医之科学多么不同，但是从认识论的角度看，任何忽视对研究客体进行实体考察和内在关系分析的科学，无论它是以整体思维见长还是以还原思维为主，其认识都是不深刻、不全面的。

2“轻器”影响中医认识的深化

有一种观点认为，西医学是原子论，中医学是关系论；西医学是实体论，中医学是现象论；西医学是还原论，中医学是自然整体论，只有破除对物质概念的迷信，才是中医走出认识困境的关键。这仍然是“重道轻器”思想的反映。

与西医学比较，中医学在对人体生命认识上的确以关注现象、关注关系为特征。但是，这并不说明中医可以忽视对人体生命结构的认识。从中医脏象学说看，中医理论并非纯粹是形上之道，在很多方面，它对人体五脏六腑、气血津液、四肢百骸等结构的阐述与现代医学内容是相当接近的。说明中医学形成初期也曾经对人体解剖有过一些探究和了解，不然，对五脏六腑等解剖位置的确认和结构描述不可能那样准确，只是限于历史条件和科学水平，中医才走上了重道轻器的道路。

虽然古代重视道的研究，但是也意识到“道者，器之道。”道由器生，无其器就无其道。在中医对人体生命的认识上，也同样如此。中医注重现象，是什么之现象？中医注重关系，又是什么之关系？无论现象还是关系，都不是无所依附、无所凭借的。中医借助类比、思辨，推求的是什么？显然都是人体生命的内在联系与变化规律，是在寻找破解人体生命奥秘的钥匙。只是中医运用的是普遍之道，是哲学之道，阐释的现象和关系也只能限于哲学层面之上。

具体科学的特点是通过对自身的探索认识，来发现自身的构成和规律，形成自己的科学理论体系。为什么中医理论发展缓慢，根本原因就在于中医的研究始终在人体之外而没有深入人体之内。“隔皮猜瓜”与其说是中医的优势还不如说是中医的缺陷，因为猜瓜毕竟凭借的是经验，仅靠经验，盲目性就在所难免。在人体之外靠现象的分析来发现人体内在的生命规律，假说的成分是显而易见的。

系统论是现代科学的重要方法，但是它对应的系统一定是在还原研究基础之上的系统，系统中的要素一定是清晰可见的，如果仍然是混沌一个，系统理论无论如何也难以与之相联系。系统论强调的是系统内的关系，如果系统内的要素一概模糊不清，要素之间的关系肯定也不会是清晰的。说中医的整体观与现代系统论有相似之处，也仅仅是相似而已，因为中医系统观的形成缺少还原研究的支持，使他与系统论之间存在巨大的历史差距。

所以，轻视对人体之“器”的内在研究，就不能探清外在之象发生的根源，就难以把握疾病与健康的内在本质关系；没有认识上的深化，就不可能有理论上的发展。同样，中医的辨证求本也只能是一种理想。

3 “重器”利于提升中医之“道”

既然道器一体，无其器就无其道，那么“道”的发展，就必然依赖于对“器”的深入研究。中医是关系论，但如果没有对五脏六腑、气血津液等组织结构的深入认识，又如何把握其相互之间的深刻关系，如何来提升其关系理论？没有实体论，何来关系论？为什么中医脏腑学说中的许多原理始终处在假说阶段而向科学理论推进困难重重，其中关系模糊、逻辑欠缺是其主要问题，而对结构认识的笼统与肤浅恐怕是其深层次的原因。

科学从哲学中分化出来是一个自然而然的过程，根本原因在于科学的快速发展使哲学无力驾驭，是科学之马挣脱了哲学之缰，是科学规律使然。中医学要从哲学中走出来，走向具体科学发展的道路，也应当是一个自然的过程。它首先需要一个形下研究的自觉，然后需要一个对中医之器研究积累的过程，在此基础上不断深化对原有理论的认识，使之不仅在语言表述上，更在理论阐释上发生质的飞跃。

“如果说中医药学（扩大言之，也包括中国文化、中国人的思维）有什么特长的话，其关键即在阴阳五行；如果说中医药学（中国文化、中国人的思维）有什么缺陷的话，其根源也在阴阳五行。”这应该是一个历史的、辨证的评价。对中医而言，阴阳五行在一定时期是先进的；当中医发展到一定阶段，阴阳五行便成为一个束缚。所以，由“重道”转向“道器并重”，需要破除“重道轻器”观的禁锢，不应将“重道”视为特色来供奉和尊崇。要从认识论、历史观来审视中医曾经坚持的一些传统观念，不可陷于没完没了的类比、归纳、想象、混沌和整体的深泽之中不能自拔，要有反思、有创新。

总之，道由器生，重器便是重道；重道而不重器，重道便是一句空话。唯有器道并重，才能从根本上推动中医快速发展。

中医“现象论”不能绝对化

在强调中医与西医的不同时，有人提出西医学是原子论，中医学是关系论；西医学是实体论，中医学是现象论；西医学是还原论，中医学是自然整体论。作为一般的比较，则无不可，如果将其绝对化，把中医仅限于现象层面来研究，因其缺少对现象的内在支撑，是不可能引发中医快速发展的。

1“现象论”表达的是中医的思维特点

《易系辞》中的圣人“观象于天”，“立象以尽意”，和《内经·素问》“阴阳应象大论”之论述，其中所说的象就是现象，即主张观物取象，并以象的形式或意象性概念来概括和表述现象层面的规律。“阴阳应象大论”篇名就告诉我们，阴阳直接与现象相对应，是对现象本身的概括。这是受中国传统文化之影响而表现出的中医思维特点。

注重现象，作为中医的思维特点，在中医的发展历史中并未将其绝对化。因为在《内经》的理论论述中我们看到了许多关于人体解剖结构的描述，看到了内在脏腑变化影响外在之象的大量阐述。表明中医在注重现象分析的同时，也在考察人体内在生命景象与外在现象的关系；表明中医关注的现象并没有脱离人体这一客观实体，而是将现象与实体作为一个统一物进行考察的，只是将现象作为最终对象来看而已。同样，说西医学是实体论，也是就其思维特点而言，并非说西医只重实体，不关注现象。初始的西方医学也是以整体的现象观察为主的，是后来近代科学的发展改变了西医学的发展方向。

总之，注重现象只是中医思维的特点之一，而不是唯一的。如果将其视为唯一，势必导致“现象论”的绝对化，进而将现象与实体对立起来。

2“现象论”不能离开结构论现象

从医学的目的看，中医的现象论，是通过对人体外在现象的考察与分析，来判断人体内在的生理与病理变化，揭示人体的健康与疾病规律。基于这一逻辑，中医的现象论就永远不可能离开人体及其内在结构而就现象论现象。

中医现象论的基本依据是，“有诸内必形诸外”。而从中我们会很容易看出中医现象论的落脚点，就是在于知其内。通过察看“诸外”之现象，而测知“诸内”之变化。辨证论治的规律也同样告诉我们，辨其外证，知其内乱。何以知其内乱？当然是凭借外象与内在结构的关系。

力主现象论者有一个基本观点，就是用唯物论的基本结论来说明人体生命的现象是有局限性的。因为人体生命不能仅限于物质层面，还有物质以外的东西，如思维、情绪引起人体的生理病理变化等。虽然它们以人体实体为载体，但是它却不受“实体”所支配，所以它是不能仅仅从物质层面进行解释的。这一观点虽然有一些道理，但并不能否定中医对人体内在结构关注的意义和必然。

我们已经认识到，在人体生命中既有解剖学上的结构，也存在非解剖学上的结构，而且“关系结构”已经成为中医认识人体生命的重要着眼点。所以，作为现象以下的任何人体生命结构，只要与健康和疾病发生着必然的联系，它就是人体健康与疾病“形诸外”的内在根源，都是中医研究现象必须深入到的地方，而不是仅限于实体结构。我们讲的这种结构应当是一种“客观实在”，而不限于狭义的物质结构。从中医的关系论角度看，疾病现象所反映的是与现象相联系的人体内在生命结构的变化，而这种变化不论发生在解剖上还是非解剖上，表现的往往都是结构的关系问题，如脏腑关系、气血关系、表里关系、升降关系、出入关系、邪正关系、寒热关系等。关系异常是疾病发生的本原，通过找寻关系的必然趋势可以发现疾病发生的规律。所以，我们强调对现象以下结构的关注，主要还是强调对关系结构的重视。如果将中医的关系论也仅限于现象层面，就现象论关系，其意义与就现象论现象相去不远，都不会带来中医学本质上的发展。

3“重现象轻结构”导致理论滞后

中医理论的发展历史表明，限于现象层面的研究与阐发，理论的发展是缓慢的，突破与创新更是困难的。应该承认，认识世界的视角和层面是多个的，物质实体只不过是人类认识世界所选取的一个视角或者说一个层面。但同时我们也应该承认，从现象认识人体生命的健康与疾病，没有物质层面研究的支持和推动，发展的动力是远远不够的。我们同样承认人的生命是一个具有多重结构的复杂系统，不仅有物质层面的结构，还有能量、信息、心灵等层面的结构，但是，也必须承认生命现象与其物质构成即实体组织之间所存在的一些精确而直接的对应关系因为没有得到充分认识，而明显影响了对中医现象认识的深化。

没有结构的支持，关系就无从产生；关系是结构的关系，重视结构就是重视关系。只有生命内在结构的关系得到精确阐明，通过外在现象阐释人体健康与疾病的水平才能得到提高，中医的重要原理才能得到精准表述，中医理论的发展才有可能大步向前推进。

认为研究结构就是还原论，研究现象就是整体论，这是一种将研究方法与思维方法相混淆的认识。我们知道，系统认识就是在还原研究基础上发展起来的，但并没有人因此否定它的系统理论。倒是因为还原研究的坚实基础，才使得系统论水平远远高于以现象研究为基础的中医系统观。

总之，从现象认识人体生命是一个重要的视角和层面，但是不能绝对化。既然将人体生命当作一个整体来看待，就应当把与人体生命相联系的一切结构和关系纳入中医研究的视野之内，唯有如此，才是真正的整体观。

要客观评价“五行学说”

历次学术界对中医发难，“五行学说”总是首当其冲，成为质疑的第一个靶子。甚至有人提出应将“五行学说”逐出中医学大门。“五行学说”何以屡遭此难？理由很简单：五行学说的内容不符合现代科学的要求。五行学说作为中医学的重要理论，何以就落到了要被抛弃的地步呢？客观地分析，不难发现我们在对待五行学说的观点和方法上存在偏颇，缺少历史的、辩证的审视眼光。其实，五行学说同中医学中的阴阳学说、整体观念等一样，都是从哲学层面对事物一般关系的归纳，是传统中医学理论的重要支撑，其科学性不容置疑。当然由于时代差异和方法特点，在说明事物的关系时明显存在历史局限性和缺陷，这应当也是可以理解的。所以，我们不能用现代具体科学的标准去苛求它。

1 五行学说是对事物一般关系的归纳

五行学说是以木、火、土、金、水五种物质的属性，来说明事物的特性及其相互间的关系。这在二千多年前我们的古人就能运用这种朴素的哲学方法来认识事物是很高明的。可以说，五行学说中蕴含的深刻的辩证、整体思想，足以使我们在二千年后仍然为之自豪。

五行学说用于中医学，主要是通过五行的属性及其相互关系来阐述医理。中医五行学说讲述的“关系”主要是四个方面，即五脏的相生、相克、相乘、相侮。相生、相克是阐述人的生理状态，相乘、相侮则是说明人的病理状态。五行的生克乘侮关系主要是对中医心肝脾肺肾五脏生理病理运行规律的一般概括，其中的许多理论对临床一直具有重要的指导价值。如木生火即肝藏血以济心；火生土即心阳温煦脾土、助脾运化；土生金即脾气散精，上归于肺；金生水即肺气清肃下行，通调水道，以助肾水；水生木即肾藏精以滋养肝血。又如水克火即肾水滋润上行以制约心火过亢；火克金即心火的温煦有助于肺气的宣发，以制约肺气过于肃降等等。还有如“见肝之病，知肝传脾，当先实脾”的理论来源于木乘土；“心肾不交”的理论来源于水不克火；肝气犯肺引发咳嗽的理论解释源于木侮金，或称“木火刑金”；肝肾阴虚引发的肝阳上亢，其理论解释则源于“水不涵木”。诸如此类，都是中医学中的经典理论。

深入分析中医五行学说的生克乘侮理论，不难看出它是用粗线条的大写意笔法勾勒出了一幅极尽完美的中医脏腑生理、病理关系图，使脏腑运行成为一个系统。这种哲学层面的归纳，使中医五行学说具备了系统科学的某些特征。即五行学说首先将人体看作是一个系统，即一个与外界自然相互联系的开放系统，自然界的变化通过五行关系而不断影响着人体这个系统的运行；同时人体系统内部又有五行归属的五脏各子系统，它们之间的生克乘侮关系的变化也直接维持和影响着人体系统的运行。虽然五行学说对人体内部的结构不能从微观上阐述，但从宏观现象上却能对系统内单位间的关系有着较为准确的把握。由于五行学说的深刻影响，使得中医学的辨证论治无时无刻不在考虑“见肝之病，知肝传脾”这样的问题，力求从人的整体上去认识和把握疾病发生发展规律。影响到治疗，也是力求从整体水平着眼，将任何局部的病变都纳入整体关系中去考察，通过对五脏之间关系的调整来求得人体阴阳的平衡，使治疗更加全面、完善。由五行推演出的一系列治法，如滋水涵木法、益火培土法、培土生金法、抑木扶土法、培土制水法、佐金平木法等，仍然是中医治疗学中的重要内容，也是目前临床常用的重要方法。可以说，五行学说是中医学不可或缺的重要组成部分，如果将五行学说从中医学中抽掉，中医脏腑之间的联系就会失去理论根据，临床中的许多证候就无从解释，中医整体观念就会失去支撑，中医学就会因为没有了五行学说而变得残缺不全、软弱无力。

但是，有一点也是必须认识的，那就是五行学说毕竟是古代哲学层面的东西，用于中医学中必定有其不尽吻合的方面，也就是说，五行学说是对事物一般现象的归纳，由于时代和条件的限制，其归纳一定是不完全的，不可能对任何个别事物的所有现象都能一一涵盖，这也许就是哲学与具体科学的区别，一般与个别的区别。例如对木与火的关系的认识，有人提出“木生火”固然有道理，但火也能生木，因为木的生长既需要水的滋养，也需要阳光（热属火）的照射。又如“水克火”，但火亦能克水，通过火的烘烤可使水分蒸发，等等。这在五行学说产生的古代，由于认识上的局限，可能就是把木生火、水克火等看作是一般关系，而将火能生木、火能克水则视为个别情况了。五行学说是对木、火、土、金、水一般关系（或者说主要关系）的归纳，所以，我们应当从哲学角度、历史地去看待五行学说，不应当要求五行学说对世间万物发生发展中的一切现象都能作出解释，更不应该在五行学说与某些具体现象发生矛盾时而百般挑剔。五行学说同一切哲学方法一样，授予我们的是渔而不是鱼，是一种辨证的方法，而非机械的模式。这个渔就是“从整体上用联系的观点去看问题”。

2 类比推理是五行学说运用的基本逻辑方法

心、肝、脾、肺、肾五脏分属于火、木、土、金、水五行，是因为心与火、肝与木、脾与土、肺与金、肾与水在属性上有一些相似或相同。这就是类比，即根据两个（或两类）对象之间在某些方面的相似或相同而推出它们在其它方面也可能相似或相同的一种逻辑方法。类比推理的主要手段就是“比较”，即通过对两个（或两类）不同的对象进行比较，找出它们的相似点或相同点，然后以此为根据，把其中某一对象的有关知识或结论推移到另一对象中去。类比推理同归纳推理、演绎推理等逻辑方法一样，都是自然科学研究发现真理与理论创新的重要手段。

五行类比五脏，比较的内容主要是两者现象上的相似或相同点，通过对五脏生理外象的五行归属，使心、肝、脾、肺、肾的个性更加鲜明，功能更加明确，概念更加清晰。并且为相互间关系给出了理论凭借，使脏腑相关理论更加丰富、完善。

由于类比是以两对象间某一方面的相似或相同为依据，来推测两对象其它方面也相似或相同，所以它们之间所有方面的关系就不一定都具有必然性，即甲对象的一些现象不一定在乙对象身上必定发生，甚至某些方面可能有矛盾的情况。如五行学说中水与火的关系是“水克火”，但以此来解释心与肾的关系就不全面，因为心肾之间是水火既济的关系，既相互资生又相互制约，心火下降既能温肾阳又能制肾水，肾水上腾既能滋心阴又能制心火，并非仅是一种“水克火”的制约关系。其它如“金生水”、“土克水”等也存在同样问题。这是类比推理的不足。不仅用于中医学是这样，用于其它具体科学也同样如此。认识到类比推理方法的优点和不足，有利于我们客观、正确地评价五行学说的科学价值。在对中医五行学说的质疑中，有些问题的提出就是因为没有客观地认识到类比这一推理方法的基本特点，只看到了它的优势而忽略了它的不足，当遇到中医学中某些现象与五行学说不尽一致甚至矛盾时，便怀疑五行学说的科学性。这是需要引起注意的。

还有一点需要认识的就是，用五行类比五脏，目的是用五行学说来解释五脏之间的一些（不是全部）关系，即将五脏像五行的那些现象用五行学说来进行阐释，不是将五脏等同于五行。所以，在将五行学说运用于中医学时一定不能用演绎推理取代类比推理。因为演绎推理的前提要求“一般”与“个别”必须是一类事物，“个别”概括在“一般”之中，是一种必然性推理。而五行与五脏则是两类事物的比较，只是它们之间有某些相似或相同。所以，用五行推论五脏只能用类比推理的逻辑方法，如果用演绎推理必然带来逻辑上的错误。如肝与木的五行配属，是因为“木曰曲直”，木具有生长、升发、条达、舒畅的特性，而肝脏则有喜条达而恶抑郁的生理特性，二者具有相似性。但也仅此而已，如果以此为根据，推论肝藏血之功能也有“木”之特性，那就不对了。甚至把与肝有联系的胆、筋、爪、目的生理功能也推论与木之特性有关，就会出现更多的问题。

总之，五行学说是一种哲学方法，在阐述五脏相互关系上具有重要科学意义，是五脏相关理论的重要支撑。它采用类比方法进行推理，没有数学推理那样严格。五脏归属五行，是因为五脏与五行在某些方面相似，不能将二者等同。

两说并存，利于发展

是“心主神明”，还是“脑主神明”？这是当代两位中医大家陈士奎老和邓铁涛老争论的一个非常重要的学术问题。拜读了两老的观点，深感两老无愧于中医大师称号，尽管见仁见智，论理却入木三分。科学的东西应当是非此即彼，是非分明的。但就中医理论而言，有些东西则是不能急于下结论的。有时候不同观点暂且并存，会更有利于中医学说的深入研究和发展。

1“脑主神明”论符合现代人体生理的基本事实，有利于中医现代化研究

既然符合现代人体的基本生理，对中医来说是难能可贵的，这又是中医自己提出的学说，就更加宝贵。从“心主神明”说到“脑主神明”说，可以看出古代中医医家对人体的认识在逐渐贴近解剖意义上的生理现象，体现了中医学由笼统走向具体的自觉性。这符合事物认识的一般规律，即由模糊逐渐到清晰。尤其让我们引以自豪的是，远在西医学尚未产生的内经时代，我们的先人就已经认识到大脑与精神活动的关系：“头者，精明之府，头倾视深，精神将夺矣。”可见中国人是多么的睿智。作为一种学说，尤其是中医学说，能与现代生命科学理论这样的吻合，这对“脑主神明”说的现代研究是极为有利的。有了与现代科学相同的认识，也就有了利用和借鉴现代科学和技术的条件。所以我们应该珍惜中医学说与现代科学理论这种难得的相似和一致，不要放弃对“脑主神明”这一学说的进一步研究，并通过对它的现代研究为整个中医现代化提供借鉴和经验。

2“心主神明”论，提示心与脑之间或许存在某种重要的潜在联系

客观地说，由于历史的局限，中医学说中确实存在一些落后于现代科学的东西，不然中医现代化就无需提出。但是，作为中医学中的基本理论和基本学说应该说是科学的，因为它不仅经受住了二千年历史的考验，而且在医疗实践中表现出了自身的优势和生命力。我们不能因为中医学中某些东西落后就去否定所有，更不能拿西医学的标准去衡量中医学。“脑主神明”说虽然符合现代人体生理的基本事实，但是，它却不能因此而否定“心主神明”说，否定心与脑之间可能存在的某种潜在联系。邓老列举的诸多临床事实足以说明，心和脑之间的联系不是臆想天开，“心主神明”完全可以作为一种科学假说留待进一步研究。也许我们中医学中的精华就蕴藏在这些用现代眼光看似不相关甚至是“天方夜谭”的理论中。所以，我们如果未加研究和证实就轻易放弃或抛弃，可能会成为科学遗憾。

两位前辈的学术之争，不单是对“谁主神明”这一问题的一般性商榷，更是对中医现代化研究方法和思路的认真讨论。是站在中医学整体发展的高度来分析问题的，具有一定的战略意义。陈士奎老虽然有修正“心主神明”之意，但却表现出了极为审慎的科学态度，强调看作“是中医药学理论与实践现代化发展的一项系统工程”来研究，而不是简单地扬弃；邓铁涛老力保“心主神明”之说，借用的论据却是现代生命科学的一些新发现，而不是在传统理论中兜圈子，体现了一种重视和吸纳现代科学的精神。两老之争，开创了中医学术争鸣的一代新风。两说并存，两老的学风亦并存，这将成为中医未来研究的榜样。

二　自主发展的应有之义

本于传统，超越传统；借鉴西医，跳出西医；立足现代，突出自我。这是中医自主发展需要把握的三个基本问题。

传统是指那些历史形成的，而在当下仍然活着的东西。所谓活着，一定是指在当代社会仍然充满生机、为社会接受和欢迎的东西。

屠呦呦对青蒿素的研究告诉我们，只要中医的主体性不被改变，任何技术和方法的借鉴，都是有利于中医发展的。

为了追求现代化而丧失自己的本色，或为突出传统而远离时代需求，这都不是中医自主发展的应有之义。

任何时代，都是传统与现代同时存在，二者相互依存、相互促进，共同维系着社会发展与时代特征，不可能截然分开。现代眷恋着传统，传统支撑着现代；传统是过去的现代，现代是未来的传统。

西医与现代科学，对中医而言，永远是工具，永远是为中医的发展服务的，中医临床的主角只能是中医，这是中医现代化建设中永远不变的指导思想。

“研究中医”不仅仅在于用现代的科学技术来验证中医的正确性，更深远的意义是揭示中医原理的现代机制，破解“知其然不知其所以然”的历史难题，使中医理论的现代表述成为可能，为理论突破创造条件。

中医优势是在为社会服务的过程中体现出来的，是不是优势，首先要得到社会的认可。中医优势既与西医不同，又强于西医。如果不能强于对方，只能算是特色。特色和优势是两回事。

中医“自主发展”的三个原则

中医要不要自主发展，中医界已无异议。问题是中医怎样发展才是自主发展？对此一直是见仁见智，争论不断，难成共识。“自主发展”问题，涉及的是中医走什么路以及中医特色能否坚持不变的重要问题。

中医有着二千多年发展的历史传统，进入新的时代面对强势西医的竞争和现代科学的挑战，如何应对和驾驭复杂的形势，如何科学地对接中医的过去与未来，要看我们对中医“自主发展”的理解。因为理解的正确与否直接影响到对中医发展的谋划和实践，影响到中医发展的方向。我以为中医的自主发展要把握好这样三个问题，即本于传统，超越传统；借鉴西医，跳出西医；立足现代，突出自我。

1 本于传统，超越传统

传统，是事物本色的体现，继承传统，就是不忘记本色。中医的传统，有文化的、有理论的，还有临床实践的。中医的存在与发展需要传统的东西来滋养与支持，没有了传统，也就没有了中医之所以是中医的根据。中医唯有承载着历史形成的传统烙印，才能区别于西医，才能说明自身的存在。

传统是指那些历史形成的，而在当下仍然活着的东西。所谓活着，一定是指在当代社会仍然充满生机、为社会接受和欢迎的东西。中医的发展与社会的发展一样，同样经历了一个由愚昧走向文明的过程，巫与医的关系，向我们展示的应当是中医发展的真实历史轨迹。但历史不等于传统，这是我们对待历史和继承传统应有的态度。中医古籍浩如烟海，其中必是糟粕与精华并存；中医学说异彩纷呈，也同样是真理与谬误并见。唯有精华与真理才是我们要继承的，而不是历史的全部。认为继承传统就是回归历史，一切回到原来，显然是将历史与传统相混淆了。

本于传统，就是要坚守自己的本色。首先要本于中医的优秀文化，本于中医的经典理论，本于临床的特色技术。之所以提出要坚守本色，是因为中医的本色在当代正在发生着蜕变。优秀文化中的道德规范成为了挂在墙壁上的装饰，《大医精诚》的训示在医疗实践中已难领风气之先；中医经典理论的研究与探索，本是中医一生坚持不懈的，而真正心无旁骛、孜孜以求而成一代大家者，则是寥若晨星，屈指可数；临床不问名利，坚守中医传统技术终其一生而成一代名医者，更属鲜见。倒是随着现代科学的涌入，中医传统大有被取代之势。本色不守，何谈发展？

超越传统，则是中医对新的社会需求做出的适应，这种适应更多的情况是对自我的否定之否定。比如对中医经典的认识，由于受时代科学条件的限制，《内经》、《伤寒论》中的理论阐述，并非句句真理，假说甚至非科学的东西在所难免。为了适应新的时代，中医就必须进行理论的创新与超越。同样，临床传统技术在坚守的同时，也要根据时代需求变化做出相应的提高和创新。一成不变，不求发展，就会被时代冷落。

但是，超越传统不是脱离传统，而是根于传统之上的飞跃。以阴阳学说为代表的传统理论统领中医向更具体、更深入的层次发展已经遇到难以克服的障碍，驾驭困难已是不容回避的事实。作为科学的中医，必须在现代科学理论和方法的支持下进行新的适应，进行理论创新，最终超越传统。

2 借鉴西医，跳出西医

同属于医学范畴，中医与西医的相互借鉴便是不可避免的。实践证明，科学借鉴西医的理论与方法，给中医发展带来的只能是支持和推动。人的健康与疾病，是中医与西医共同关注的对象，所不同的是各自用不同的思维方式在不同的层面进行各自的观察和认识。也正是因为这一不同，才使中西医各有所长和各有所短，才有了优势互补的强烈需求，而且这种需求是任何力量都无法抗拒的，因为这是科学规律使然。但是，由于中西医理论与思维方式的根本不同，在当下科学水平还难以使二者达到理论上的真正融合。说明中西医的互相借鉴是有条件的，只能限制在一定层面。硬性的、非自然的结合，只能给中医发展带来破坏作用。中医何以出现“西化”现象？问题就在于中医对西医的借鉴超越了条件的允许，影响到了中医的思维模式和理论发展方向。

借鉴西医，既然是科学规律使然，明知不可抗拒，中医就应当顺从它，用科学的态度引导它，不要因为害怕“西化”而全面阻拦和限制。现在需要我们正确面对的是，一些先进的现代检测仪器、研究手段、研究方法已经大量应用于中医的科研和临床，大有与传统研究平分天下之势。对此我们不应有排斥心态，更不能形成对立。在现代化推进时代，我们需要尽快转变观念。屠呦呦对青蒿素的研究告诉我们，只要中医的主体性不被改变，任何技术和方法的借鉴，都是有利于中医发展的。

跳出西医，就是在借鉴西医的过程中能够摆脱西医思维模式的影响。用还原研究的方法对中医的基本原理进行深入探讨是必要的，因为中医形下研究的不足是导致中医理论不能快速发展的症结所在，对现象之下层面展开研究是促进理论发展的突破口。但是，不能因为还原方法的应用而影响和弱化中医的整体思维。所以，在借鉴西医时要把握好借鉴的条件边界，注意应用的层面，始终将西医的理论与方法作为工具来使用，确保中医的整体思维不受干扰，使中医理论永远处于统领地位。

3 立足现代，突出自我

应用科学是紧跟时代变化而发展的，社会需求是其发展的主要动力。中医的价值也主要表现在社会对它的应用需求上。所以，必须关注中医的应用性，从现代社会需求上寻找中医发展的动力。现代与传统是一对矛盾，如何处理好二者之间的关系，则是中医能否在坚持传统的同时又能发展于当下的关键。

立足现代，必然要求中医在适应现代社会的过程中做出必要的改变、发展与创新，必然对传统形成一定影响和冲击。这就要求我们在立足和适应现代的同时，保护好中医的优秀传统，特别是要保证体现中医本色的东西不被遗失掉。这里便有一个立足现代和突出自我相统一的问题，即立足现代，是中医向现代社会找寻发展的根据；突出传统，是中医在满足现代社会需求中对自身特色的强化与发扬。为了追求现代化而丧失自己的本色，或为突出传统而远离时代需求，这都不是中医自主发展的应有之义。

总之，“本于传统”是中医发展的前提，“超越传统”是中医发展的必然；“借鉴西医”是科学规律的反映，“跳出西医”是自主发展的需要；“立足现代”是对社会发展的适应，“突出自我”是对中医传统的弘扬。

中医临床要坚持中医的主体地位

中医发展离不开西医的支持，这是多数人认同的观点。因为事实如此，在现代中医发展的进程中，西医确实给予了大力支持。但是，中医临床的主角不能因此而被改变。如果中医临床唱主角的不再是中医，那么中医院也就名存实亡，不再是真正的中医院了。

在对待西医的支持上，我们一定要摆正中医与西医的关系，那就是中医的主体地位什么时候都不能改变。

1 对中医而言，西医技术就是工具

西医对中医的支持，从临床实践看，仅仅限于方法层面。也就是说，西医对中医的支持是就其工具意义而言的。作为工具，西医只能服务于中医临床，而不能主宰中医临床。

而当下一些中医院的情况是，西医严然成为了中医临床的主角，诊断以现代仪器检测为主，辨证论治可有可无；开方也是必有西药，甚或只有西药，中药配伍组方常成配角。被称为医院顶梁柱的也往往是以现代手术为主的外科和骨科等。

应该承认，在医学飞速发展的现代社会，西医的一些先进检测手段和方法，确实为中医临床辨证论治的安全性和准确性起到了保驾护航的作用。特别是对一些急危重症患者的诊治，通过现代仪器的检测，及时发现疾病的深在变化，及时给予恰当的诊断与治疗，避免了临床的某些盲目性。同样，现代外科和骨科为中医院的发展提供了巨大的经济支持。

但是，中医院一定要坚持中医唱主角，如果中医临床不能体现中医的特色优势，一味跟在西医后边跑，这与西医临床还有什么区别？中医的存在又有什么意义？

学习借鉴西医的先进方法和技术，是为我所用，目的是为了提高中医临床的辨证论治水平，使中医临床在对疾病的把握上更加深入、更加本质，辨证论治更加细化、更加准确，疗效水平提高更快。

如果不是这样，学习借鉴西医而是为了去与西医比拼西医技术，去竞争西医优势，其结果只能是步人后尘。

用现代科学去发展中医，一定要牢牢把握住发展的主体对象是谁，不要在建设中医临床这个大舞台的同时，把中医的特色优势建设没有了。

西医也好，现代科学也好，对中医而言，永远是工具，永远是为中医的发展服务的，中医临床的主角只能是中医，这是我们在中医现代化建设中永远不变的指导思想。

2 辨病治疗，是为辨证论治服务的

客观地说，自从“中西医结合”在临床普遍开展以后，“辨病”或“辨病治疗”也成为了中医临床的一个必要阶段，过去的辨证论治过程，变成了现在“辨病＋辨证论治”。这已成为现代中医临床的共识，即在辨证论治之前，尤其是面对一些急危重症患者，首先进行现代医学的疾病诊断或者对症治疗，在病情明确并渡过危险期以后再进行辨证论治。实践也的确证明，建立在辨病基础上的辨证论治，会更安全和更科学。这也是西医技术为什么在中医临床广泛应用并深深扎根的原因所在。

但是，辨病治疗只是中医临床的一个铺垫，“辨证论治”

才是中医临床的主要过程。当下的一些情况是，特别是住院患者，整个治疗过程就是“辨病治疗”在唱主角，中医的“辨证论治”有时连配角也称不上，充其量算是跑龙套，可有可无。

医院是治病救人的地方，西医院靠得是西医优势，中医院靠得是中医优势。如果中医临床不以辨证论治为主体，还有什么特色和优势可言？

辨病是为了提高中医临床辨证论治的科学水平，在现代医学病理诊断的前提下，将疾病的微观变化纳入辨证论治的过程之中，使辨证更恰当，治疗更准确。如果我们在临床中不能及时进行思维转换，始终以“辨病治疗”的思维指导全过程，那么辨病对辨证论治就不是服务，而是取代。这才是地地道道的“西化”。

就大多数患者而言，到中医院就医，看中的是中医的“廉、便、验”，是想通过中医的优势来治愈自己的疾病。如果我们不顾患者的需求，仍然照搬西医一套，或一味追求利益最大化，那将是对患者利益的侵害，也是对中医院根本宗旨的违背。

怎样才能体现中医院的主体地位，根本就是在临床过程中坚持以辨证论治为核心，患者在接受中医医疗服务时，能真切感受到中医的特色和优势。如果患者感受不到这些，就说明中医的特色和优势没有真正发挥出来，中医的服务质量和水平离患者的需求还有距离。

3 医患交流，中医不能失语

当患者有知情需要时，用现代医学的话语进行解释答复是必要的，因为很多情况下只有用现代医学话语来回答，才能满足患者的知情需求。用中医现有的理论和术语来说明，由于古今文化的差异，很多问题会使患者坠入云雾之中。

但是，要让中医真正在临床中唱主角，就不仅仅限于治疗过程中突出中医特色和优势，还要在与患者交流中也应当尽量采用中医话语来表达。通过用中医话语进行解释，让患者知道中医治病的道理，知道中医的科学性。

我们用中医的特色和优势为患者治好了病，而不能用中医话语把治病的道理讲给患者听，还要借助西医的话语来说明，这是中医的缺憾，甚或是悲哀。

中医的优势不仅体现在辨证论治的临床过程中，更体现在它的理论指导上。我们在为患者治病的同时，不能把中医理论中蕴含的先进思想传达给他们，中医的特色与优势就不能算是真正得到了体现。只有让老百姓感受到疗效又知道中医愈病的道理，社会才认可中医，相信中医，中医文化才算是得到了真正的传播。

一定要明白，中医临床才是中医文化传播的主阵地。只有通过中医临床医患之间的交流，中医文化才能潜移默化地浸入老百姓的心中。

所以，中医临床不能只重视疗效事实，而忽视理论的研究与传播。古今文化的差异，导致了中医文化传播的困难，这就要求中医要去适应社会发展的需求，尽快实现中医话语的现代转型，在用现代科学深化中医研究的同时，也将中医理论的表述现代化，改变医患交流中西医主唱而中医失语的局面。

4 临床宣传，要突出中医优势

市场机制下，医院开展形象宣传是必要的。中医院进行自我形象宣传，有利于推动中医的社会推广与普及。但是，中医进行自我宣传，一定要突出中医特色，突出中医优势，不然就达不到宣传中医的目的。

当下一些中医院的宣传，不是以中医的特色和优势为宣传重点，而是将硬件建设、尤其是将医院的现代医疗仪器和设备作为炫耀的资本，对中医临床优势则轻描淡写。这种宣传丝毫起不到宣传中医临床的作用，因为这些硬件建设不是中医临床应有的特色。

即便是临床技术介绍，也往往注重现代医学手段和方法的应用，很少有以中医传统技术宣传为重点者，似乎中医的传统技术根本上不了台面，只有现代医学的技术和方法才能支撑起中医院的门面。这种自卑感来自中医人自信心的严重虚弱。

尺有所短，寸有所长，中西医各有自己的优势。如果中医自己对自己的优势都不能理直气壮地进行宣传，还能靠谁来宣传我们自己？

总之，中医院是为中医自己搭建的舞台，主角理应是中医自己。西医的支持也好，现代科学的支撑也罢，目的都是为了更好地发展中医，中医的主体地位都不会因此而改变。这是中医人需要牢牢把握住的。

理性面对中医药发展中的矛盾

走进新的时代，中医当如何发展？这是一个争论了百年而至今未了的话题。当下中医发展的现状告诉我们，中医发展之路仍然是一条探索之路，在对很多重大问题的认识上中医学界仍然没有得到统一，仍然在实践中一步一步地摸索。

1 方法论层面的两难选择

科学方法论是关于科学的一般研究方法的理论，探索方法的一般结构，阐述它们的发展趋势和方向，以及科学研究中各种方法的相互关系问题。中医的特殊性表现于因东西方文化差异带来的对自然规律认识的思维差异。中医承袭了中国传统文化的象思维方式，注重人的宏观层面变化的把握，突出表现出细节的模糊性与过程的简单或缺失。这恰恰与现代科学的要求相去甚远，不能完全满足现代科学的基本特征，因而导致了近代以来中医学术界关于“中医科学是否”的不休论争。

中医是科学的，因为它确实既有疗效，又有理论指导。但是中医的说理也确实存在一些问题，它的一些重要原理必须通过现代科学的阐释才能得到理论的深化和完善，才能从古代科学水平走向现代科学水平。而建立在象思维基础上的中医理论与认识，又基本不适合用支撑现代科学的还原论思维方法作为研究的指导，不能完全照搬西医研究的理论与方法。

中医的科学实践也同样呈现出了两难选择的局面：一方面是现代派中医正在走的开拓创新之路，大胆借用现代科学的理论与方法，对中医的重要理论原理进行着现代科学的探索，欲从现代科学的角度揭示中医的科学本质。从国家对中医一些重大科研项目的立项与投入上不难看出对中医进行现代研究的决心与力度。

另一方面，传统派中医则始终坚持中医与现代科学“不可通约”论，认为两种截然不同的思维方法不可能走向统一。特别是一些中医重大问题的研究长久得不到进展，如经络实质的研究，使之更加坚信中医与现代科学的融合是南辕北辙，不可能走到一起。

系统论乎？还原论乎？出现在中医面前的是科学方法论的两难选择。于是在学术研究的导向上，也只能是既要强调中西医的不同，坚持中医理论的指导，又要提倡用现代科学手段对中医进行研究。

2 医疗方式的重新比较

从古代到现代，中医经历了从串乡医（游医）到坐堂、再到医院的发展过程，从自由行医的个体模式到有组织、有分工的集体模式，体现了中医医疗模式伴随社会发展而发展的过程。

然而，当中医院发展需要不断强化与完善的时候，作为尘封已久的“中医坐堂”在一片争论声中重新返回了历史舞台，“中医坐堂”在各大城市纷纷兴起，大有席卷全国之势。

是什么原因又使“中医坐堂”这种已经退出历史的医疗模式在今天重现？

可以肯定地说，这绝对不是中医倒退，也不完全是社会需求的回归，而是当代社会在寻求一条更适合中医医疗的发展之路。说明中医院的医疗模式已经不能完全满足当下社会的需要，是当下社会在对中医医疗模式进行的重新比较。

不少中医院在现代化建设中过分重视硬件的投入，忽视了中医特色优势的发扬光大，医院越盖越现代，而中医的特色优势却在不断弱化。老百姓走进的虽然是现代化的医院，却感受不到中医应有的特色和优势。面对这样的现状，也就不能不让人怀念“中医坐堂”了。

中医坐堂的出现，并不说明社会在否定中医院模式，也不说明坐堂方式就优于医院模式，只是说明中医院的发展出现了短板。短板在哪里，需要在二者的实践比较中去发现。

3 中医优势的价值冲突

“廉、便、验”是中医的基本特色和优势，可是，中医院的发展同样需要强有力的经济支持，一味强调“廉、便、验”并不能给中医院发展带来大的经济效益。同样是技术，其价值却与西医相差甚远。所以，业界高调呼吁要提高中医技术的收费标准。这又是一个两难问题：坚持“廉、便、验”，当下中医院的经济效益就受到影响；提高中医技术收费标准，中医特色和优势就会弱化乃至消失。中医发展中表现出的价值冲突，极大地影响着中医特色与优势的稳定与强化，对现有中医医疗模式和中医医疗结构形成猛烈冲击。针灸、推拿是中医主要的特色优势，因为收费价格低而对医院贡献小，在一些中医院已经成为弱势科室，甚至在一些医院可有可无，人员极不稳定。医院重视的是那些能为医院带来较大经济收入的科室，在考虑医院发展和进行规划时，中医特色不再是考虑的主要方面。

在医疗价格还没有得到根本改变的情况下，“廉”作为中医特色，老百姓是极其看重的。中医如何保持这一历史特色和优势，同时又能为医院带来突出的经济效益，实在是一个左右为难的问题。现在有些地方为了鼓励老百姓找中医看病，对针灸治疗的费用实行减免政策。这种政策能否为中医特色与优势的发展形成保护和推动，还需要实践验证。

4 培养模式的试探性回归

中医人才的培养，始终是中医发展的关键。20 世纪下半叶中医队伍出现了人才严重匮乏的局面，于是学术界开始关注中医人才的培养模式和人才成长规律的问题。进入 21 世纪，中医人才素质发生变化，主要表现为部分人员中医思维弱化，西医思维增强，甚至出现中医研究中的“西化”现象。于是，围绕中医人才培养应当遵循一个什么样的模式问题展开了争论。

客观地说，建国以来参照西医学教育框架建立的中医教育模式，为中医的发展和人才的培养做出了重大贡献，这是毫无疑义的；同样，近年来中医人才培养出现的问题和名医匮乏也是不争的事实。继续已有模式还是回归建国以前的传统模式，成为争论的焦点。同时实践的探索也随之开始，有的中医院校尝试开办了以传统教育内容和传统教育方式为主的中医传统班、中医少年班；临床也更加重视师承教育，传统的“师带徒”人才培养模式也在普遍推行。

在现代社会背景下，中医到底采用怎样的模式才能培养出更加符合社会需求的人才？回归传统教育模式还是继续发展和完善现代教育模式？这一问题也处在不断地探索过程中。

总之，中医的特殊性与社会需求的变化，决定了中医在发展中的艰难，争论不断和选择困难也符合了中医自身的发展特点。走出已有困境，新的困惑会接踵而来，思考、探索还会继续下去。就让我们在不断地中医思考与探索中去发现真理、发展真理吧！

既要“中医研究”又要“研究中医”

“中医研究”和“研究中医”，本不是两个对立的问题，但是在认识上还是有人将其对立起来。这是不利于中医发展的。国医大师陆广莘先生是这样定义二者的：“中医研究即用传统的中医思维、传统方法和经典理论去研究、传承和发展中医，而研究中医是用现代的科学技术来验证中医的正确性”（见2011年7月27日健康报《要中医研究而非研究中医》）。关于“中医研究”与“研究中医”是对立还是统一的问题，笔者表达拙见如下，以就正于中医大家。

1 “中医研究”的主旨

“中医研究”表达的主旨是什么？是强调中医在研究、传承和发展中的主体地位不变。何以体现中医的主体地位？即在中医研究中坚持传统的中医思维、传统的研究方法和经典理论的指导。近代以前，中医走的就是这样一条发展之路。

坚持中医研究，就是坚持中医的传统；坚持中医的主体地位，就是保持中医在发展的过程中本质不变、特色不变。之所以不断强调中医研究，主要因为在中医现代化的进程中出现了一些“西化”的现象。

中医研究的主旨没有错，问题是在这样的方针指导下，中医理论怎样发展、怎样突破？二千年来传统中医走过的路已经证明，由于中医自身特征所决定，理论创新是一件很困难的事情，完全靠传统的研究方法，靠经验、直觉、顿悟和思辨取得理论上的创新与突破，是需要相当时日的。从《内经》到《伤寒论》，再由金元四大家到温病学派的出现，历史之漫长足可以说明理论创新的艰难。

尽管如此，中医研究也是必须坚持的，因为历史同样证明，只有坚持传统的中医研究，才能防止中医西化。

2 “研究中医”的深意

也正是因为中医理论发展的困难和现代科学技术条件的逐渐成熟，才有了“研究中医”学派的形成与兴起。研究中医，是在寻找另外一条中医发展之路。

“研究中医”的目的不仅仅在于“用现代的科学技术来验证中医的正确性”，更深远的意义则在于以下三个方面：

其一，揭示中医原理的现代机制：通过对中医原理现代机制的揭示，弄清疗效发生的内在联系，破解“知其然不知其所以然”的历史难题。

其二，使中医理论的现代表述成为可能：只有通过研究中医，弄清中医理论在现代科学水平上的表达，才能使中医理论得到现代科学的解释，中医才有可能用现代语言进行表述。

其三，可能有更深层次的发现：研究中医，离不开对人体微观世界的探索，随着研究的拓展与深入，可能会有在宏观层面难以得到的发现，为理论突破创造条件。

至于“用现代的科学技术来验证中医的正确性”也是必要的，恩格斯在《自然辩证法》中曾说：“单凭观察所得的经验，是决不能充分证明必然性的”。要让中医的某些假说成为科学理论，就要进行科学验证。

3 二者既对立又统一

由此可知，中医研究也好，研究中医也罢，只是思维方式和研究方法不同，目的则是一样的，都是为了推动中医理论的创新与发展，二者的关系当是对立统一的。

“研究中医”往往多学科参与，会有中医学科以外的学者参与进来。中医被别人来研究应当是好事而不是坏事，至少它说明两点：其一，中医是宝藏，被研究的科学价值很大。其二，中医不仅不反对而且欢迎用现代科学技术进行研究。

无论“中医研究”还是“研究中医”，都是科学研究，科学研究就不应当有门户之见，允许采取不同的路径和方法，而且也允许出现失败。

“研究中医”，不是拿现代科学的标准来要求中医，而是用现代科学技术来研究中医；不是西化中医、破坏中医，而是完善中医、发展中医。

“研究中医”同“中医研究”一样，要出成果也是需要时间的。“研究中医”毕竟是近代以后的事情，与“中医研究”的历程相比，还算是新事物，所以在它成长时期要给予适当的培育和保护，不要一味地反对打压。

深知陆老无意否定“研究中医”，只是强调要加强“中医研究”的力量。“中医不能坐等着让别人来研究，这样中医自身就会停滞不前，甚至后退。”是的，中医的事情首先中医人一定要着急，一定要努力，唯有如此，中医才有希望。

拉斯克奖属于“研究中医”者

屠呦呦因为青蒿素获得医学界最高奖——拉斯克奖，是一件不仅让中国医学界、更是让中国科技界欢欣鼓舞的事情。但是因为研究方法的问题，出现了青蒿素不属于中医研究成果的说法，认为此奖的获得，中医没有帮上什么忙。还有人说，是不是中医的不重要，只要承认属于中国的就行。

此奖是不是中医的，关系的不仅仅是荣誉的归属，重要的是事关对中医现代研究模式和范畴的认可。我们可以肯定地说，拉斯克奖是属于中医的，它是中医现代研究模式下产出的一项重大成果，是传统中医运用现代科学技术进行研究的巨大成功。

青蒿素研究的过程是极其艰难和复杂的，如果用一句话来概括其研究路径，那就是采用现代科学方法对中医经验进行提高与升华。用现代科学技术来阐明中医、深化中医，算不算是中医的研究范畴，一直以来争论不休，这也是青蒿素拉斯克奖归属之争的症结所在。

目前在中医的研究领域，主要有两支队伍，一支是进行“中医研究”的，一支是“研究中医”的。应该说，这两支队伍都在为中医科学水平的提升与深化贡献着自己的力量，都是中医继承发展和开拓创新的主力军。青蒿素就是现代科学技术用于中医的成果，屠呦呦获得的拉斯克奖，应当属于“研究中医”者。

现代科学条件下，应该用什么样的眼光和标准来看中医的研究模式、来看中医的研究范畴，是迫切需要我们反思的。如果我们还坚持用传统眼光去确认中医的研究模式和范畴，认为只有用传统的中医思维、传统方法和经典理论去研究中医才是中医的模式和范畴，那么屠呦呦的拉斯克奖就真与中医没有一点关系了。

当下中医的发展正处在一个探索时期，快速推动中医发展的路径尚不明确，在这样一个历史阶段，中医研究发展的途径就不会只有一条。那些在中医理论指导下，采取不同途径和方法对中医进行的研究，都应归属于中医的研究范畴，取得的成果也都属于中医。

长期以来，中医界对于中药有效成分的研究存在不同意见，认为这样研究出来的东西已经不是中药，而是西药。这种观点需要重新认识。我们知道，在中医历代书籍中关于单方的记载并不少见，仅用某一味中药治疗某一病证，是中医古代临床很常见的。清代陆以湉《冷庐杂识·汤火伤方》载：“《镜花缘》说部，徵引浩博，所载单方，以之治病辄效。”如果我们针对某一单方用现代科学技术进行有效成分提取，再用于治疗原来的病证，服用更简单，疗效更明显，还算不算中药？复方中的药物是经过配伍后共同发挥作用的，而单方的应用，和病证就是一对一的，其发生的疗效就是单一药物自己的作用。这说明单方的应用，是不需要中医配伍理论指导的。如果以是否在中医配伍理论指导下应用为标准，来判断是不是中药，那么单方同样存在被剔除中药范畴的危险。

据报道，青蒿素的获得是在《肘后备急方》“青蒿一握，以水二升渍，绞取汁，尽服之”启发下，改用乙醚低温提取方法成功做到的。这是对中药的成分和功效在现代科学水平上的提升，也是“研究中医”者的主要任务之一。创建中医研究的现代模式，不断扩大中医研究的范畴，是确保中医有所突破、快速发展的基本条件。中医药是一个伟大宝库，更多的发现在等待着我们，让我们以高远的目光、科学的理念，为中医的发展统一认识，铺平道路。

“中医研究”也要遵循科学精神

科学精神是由科学性质所决定并贯穿于科学活动之中的基本的精神状态和思维方式；是人们在长期的科学实践活动中形成的共同信念、价值标准和行为规范。一句话就是实事求是、维护真理、探索真理。

无论“中医研究”还是“研究中医”，二者都是科学研究，是科学研究就要遵循科学精神。这本不是一个需要说明的问题，但是，在中医学术研究的过程中，因为受“科学多元化”的影响，有些现象表明，似乎科学精神也是多元的。这便成了一个需要澄清的问题。

1 科学的表述形式是多元的

西医能治病，中医也能治病；西医有理论指导，中医也有理论指导，所以说，中医与西医都是科学。说科学是多元的，因为西医是在西方科学背景下产生的，中医是在东方科学背景下产生的，二者有着根本不同的表达方式，如果都要用西方的科学标准来要求中医，中医必然会被否定。

虽然中医和西医各以自己的知识形式和思维方法为基础，形成了不同的科学表达方式，但是，它们都是对人体生理病理客观存在的认识与概括，都解决了疾病与健康的现实问题，合乎科学准则的实践结果。所以，我们不能因为表达形式的不同而否定其中的科学本质。

中医理论是对医学的中国式表达，西医理论是对医学的西方式表达，其本质都是科学的。因此，科学是多元的，不是唯一的，是就其形式而言，是说科学需要多种形式来表达。

2 科学精神只能是一元的

科学精神的特征有人概括为执着的探索精神、创新改革精神、虚心接受科学遗产的精神、理性精神、求实精神、求真精神、实证精神、严格精确的分析精神、协作精神、民主精神、功利精神、可重复和可检验及实践精神等。这些特征应该是对科学实践的普遍总结与抽象，是针对科学本质而言的。科学精神存在于所有科学研究之中，约束着科学家的科研活动，是一切科学研究获得成功的必备条件。所以，它不仅是西方科学所必有，也是东方科学所必有；不仅是西医所必有，也是中医所必有；不仅是“研究中医”者所必有，也是“中医研究”者所必有。科学表达的形式无论有多少，科学精神只能是一元的。

认为科学精神是多元的逻辑错误在于，把科学精神是对科学活动特征的普遍归纳，当作只是对西方科学活动特征的归纳；把科学活动中基本的精神状态、思维方式、价值标准和行为规范，认为只是西方科学活动所具有的，进而认为东方科学应该另有属于自己的科学精神。由此，“中医研究”便对理性精神、实证精神、严格精确的分析精神、可重复和可检验精神表现出明显的抵制情绪。

3 “中医研究”需要强化科学精神

既然“中医研究”与“研究中医”秉持的科学精神是同一的，“研究中医”需要的科学精神同样适用于“中医研究”，所以，在强调“中医研究”的同时，也应当强调弘扬科学精神。客观地说，中医研究在创新改革、实证、严格精确的分析、可重复和可检验等方面的表现是薄弱的，特别是将现代科学理论与技术手段用于中医研究，表现得不够积极。这与科学精神的要求存在一定距离。

坚持真理，首先要承认真理既是绝对的又是相对的。科学的概念告诉我们：科学是人类在不同的生产力发展水平和不同的认知能力基础上，形成的关于自然的相对的知识体系的总称。尽管古埃及金字塔的构造至今仍是一个谜，但是从认识论的角度看，古代的整体科学水平与现代相比是有相当差距的，还是远远落后于现代的。所以，我们在认识中医伟大一面的同时，也要看到它的历史局限性，认识到它作为知识体系的相对性。有了这样一个基本认识，我们才可以说中医在当下存在的时代差距，才能说随着生产力发展水平和认知能力的提高，对中医真理的认识会更深刻、更逼近，过去直观的、经验的、模糊的东西，今天可以通过现代科学手段加以精确的分析、严格的证实。

虽然“中医研究”是在“用传统的中医思维、传统方法和经典理论去研究、传承和发展中医”，但科学的理论一定是要证实的、不断创新的，对理论表述的要求也一定是精确的、可重复和可检验的。中医的表达形式可以与其它科学学科不同，但作为科学的本质要求应当是同一的，中医研究同样需要现代科学精神的支持。

中医现代研究需要弄清的三个基本问题

关于中医现代研究的问题，一直是学界关心和争论的一个热点，因为它关系到方法的应用和理论的创新。之所以长期争论不休，可能与其中的三个基本问题把握不清有关。

1 中医的学科属性问题

不难发现，在关于中医现代化争论的焦点问题中，有一点是比较突出的，那就是中医现代化研究的方法问题，即中医现代化研究到底应该采用什么样的研究方法，是用中医传统的研究方法呢，还是用现代自然科学的研究方法。之所以长期对这一问题纠缠不清，根本的原因在于大家忽略了一个不该忽略的本质问题，那就是中医学的学科属性问题。我们知道，采用什么样的研究方法，是由学科属性来决定的。如果对学科属性尚不能确定或者不清楚，那就无从讨论它的研究方法。

中医学的学科属性是什么？我们知道，科学是反映自然、社会、思维等客观规律的分科的知识体系。从大处分，科学可分为社会科学和自然科学。社会科学是研究各种社会现象的科学，包括政治经济学、法律学、历史学、文艺学、美学、伦理学等。自然科学是研究自然界各种物质和现象的科学，包括物理学、化学、动物学、植物学、矿物学、生理学、数学等。现代自然科学的体系结构一般认为有基础科学、技术科学和专业技术三个部分组成：现代自然科学的六大基础科学是数学、物理学、化学、生物学、地学和天文学；技术科学和专业技术属应用科学的范畴，前者着重研究应用的基础理论，后者主要研究各种生产实际中的科学技术问题。技术科学和专业技术的进一步分类有两种方法，其中之一是按照物质生产部门来划分，即分为工程技术科学、农业技术科学和医药学。说到这里便不难看出，中医学是医学的组成部分，它的学科归属应当是自然科学。如果对这一结论没有异议的话，那么对中医现代化研究应该采用什么研究方法的问题也就不成其为问题了。也就是说，无论中医学本身具有多么的特殊性（具有太多的自然哲学的特征），在其现代化研究的过程中，必须遵循自然科学研究的一般规律，在采用传统方法的同时应大力借鉴现代自然科学通用的研究方法，特别是采用观察和实验的方法，因为这是自然科学的任何学科最重要也是最常用的研究方法。

其实在古代中医的发展过程中，我们的先辈已经认识到解剖观察与实验研究对中医学发展的重要性，只是由于历史条件的限制和文化观念的束缚，这些先进的自然科学研究方法始终未能在中医研究领域被重视和发扬光大。已故国医大师任继学先生的文章——《解剖模式和实验模式均是研究中医的重要模式》（见《中国中医药报》2002 年 11 月 11 日），就根据中医文献的记载列举了解剖与实验的研究方法在古代中医研究中的应用，尽管当时这些方法尚属原始和粗糙。

采用现代科学的研究方法，并不排斥中医的传统研究方法，而是两种方法的互补互用。如果中医现代化研究不积极地应用现代科学先进的方法和技术，就不可能尽快从自然哲学的框架中彻底地分化出来，只能靠“天才的自然哲学的直觉”去缓慢地推动中医前进的车轮。世界自然科学发展史表明，“在任何时候都不能把科学研究方法和方法论绝对化、凝固化，而是要随着科学实践的发展不断地探索和发展新的方法，同时科学方法论也要不断地增添新的内容，作出新的概括”（《自然辩证法讲议》)。中医发展经历二千多年，我们的研究方法是不是也应该随着科学实践的发展而不断更新？是不是不应该把研究方法“绝对化、凝固化”？

2 中医理论的真理性问题

《内经》的问世，标志着中医学基本理论的形成。在二千多年的历史发展长河中，中医学不断从实践中获得新知而丰富自己，不断经受实践的检验和修正，使理论更趋于科学和完善。可以说，中医学的历史是一个理论不断创新、完善和发展的历史。用马克思主义认识论的观点去看，中医理论发展到今天仍然不是真理的终极，只是一定历史阶段的产物，仍然有它自身的局限性，尚有大量需要探索、补充和发展的方面。有人认为中医学经历了二千多年历史的检验，已经充分说明它的正确性。这似乎说明中医学理论已经达到了真理的终点，无需再创新、发展。这是一种认识上的片面性，只看到了真理的绝对性，而忽视了真理的相对性。

在现阶段承认中医的真理性，是因为中医理论从一个方面真实反映了人体生理、病理的客观现象以及防治疾病的规律，这只是说明中医理论真理的绝对性一面。而它的相对性一面则说明，中医学因历史的局限性仍很不完善，还存在许多不足和缺陷，需要一个不断补充、完善、创新和发展的过程。中医现代化研究就是中医发展过程的延续，就是对中医理论真理的进一步完善和补充。我们一定要牢牢把握这样一种认识："真理是历史的，即真理是一个过程，任何具体真理都不是僵死不变的，而是活生生的、不断发展的。把真理如实地看作思想向客体、主观向客观无止境的接近，看作历史的发展过程，而不是某种一经达到便永远不变的静止状态……说真理是历史的，表明随条件、环境、对象本身的变化，真理也要发展。说真理是一个过程，是因为真理的实现、检验、发展和应用都是一个过程"(《马克思主义哲学原理》)。

在看待中医理论的真理性问题上，还有一个对局部真理与全局真理关系的认识。现在中医对人体生理病理的把握只能说是比较笼统的、整体的，因为我们对局部深层次的、微观的认识还很欠缺，对局部真理的认识并不深入。局部真理与全局真理是相互促进和共同发展的关系，局部研究的不足会影响整体水平的发展。现代西医学开始注意系统研究，但它的这种研究将是深层次的、高水平的，因为它是建立在深入的局部微观研究的基础之上的。相比之下，中医学的系统理论则缺乏微观研究的强有力支持。

3 坚持实事求是的科学精神问题

受二千年中医辉煌历史的影响，在看待今天中医发展现状的时候有些评价是不够清醒的，甚至是不够实事求是的。这不是在抹杀中医的伟大成就，而是在提醒中医界同仁不要在中医研究的进程中丢失了科学精神。客观地认识现状、实事求是地面对中医的现实，是我们进行中医现代化研究必需的科学态度。如果我们只沉醉于中医的辉煌之中，动辄大谈中医之优势，而丝毫看不到或者有意遮掩自己的不足和短处，中医就不会再有大的进步。例如我们目前虽然存在着认识上的差异，但事实却在告诉我们中医诊治疾病已经离不开现代诊治仪器和手段。仪器检查可以说是中医望诊的延伸，仪器检查几乎成了中医四诊不可缺少的内容，可有人还在质问“这些检查该属于中医四诊中的哪一诊”？这种极其不实事求是的态度、不勇于面对现实的表现，是不可思议的。中医基础研究、临床研究的课题，几乎都采用了目前西医学常用的诊断标准和疗效标准，大多接受了西医学常用客观指标的支持，这种学科间相互借鉴、相互渗透的现象，本来就是自然科学发展的规律，而我们即是这样做了，也不敢去面对，甚至不愿承认，这种心态是与科学精神格格不入的。

科学精神的核心就是求实、求真，如果我们连面对现实的勇气都没有，又如何能做到求实、求真呢？更何况追求真理是需要献身精神的。实事求是，是科学研究最基本的要求，只有坚持实事求是的精神，我们才能对中医的发展状况做出客观而全面的评价，才能发现问题和找到解决问题的方法、对策。

人类社会发展到今天，人们对疾病的认识和对身体状况了解的要求，仅用传统的中医理论去解释已经难以满足。面对时代的变化和新的要求，我们不能置现实于不顾而自视清高。“疗效是硬道理”，因为有了疗效的支撑中医才能历经二千年而不衰。但是我们今天进行的现代化研究，目的就是为了弄清中医疗效发生的深层规律，反过来再去指导临床实践，使临床疗效获得新的提高。知其然，更要知其所以然，也只有做到了后者才算是真正达到了科学的境界。

“传统医学”也要发展

由于习惯上将中医称为“传统医学”，将西医称为“现代医学”，久而久之，便在人们的观念中形成一种根深蒂固的认识：中医是传统的，西医才是现代的。由于这一认识的作祟，中医界在对待中医“是回归还是现代化”的发展问题上一直存在重大分歧。甚至有人提出：中医现代化就是中医西化，是一条死亡之路。可见，对中西医“传统”与“现代”的认识，关系到中医的发展方向，不容小视。

1 “传统”与“现代”不能截然分开

说中医是传统的、西医是现代的，基本根据大致有两点：一是历史比较，即中医发生和成熟年代久远，已有二千多年历史，较为古老；以建立人体解剖学为标志，西医从经验医学走向实验科学不过几百年历史。二是中医的思维方式、理论构成和临床方法与中国古代科学一脉相承，基本上是对古代中医的延续，没有根本性变化；而产生于西方科学的西医，其思维方式、理论构成和临床方法均与现代科学相同，其发展与现代科学基本同步。这也只是相对而言，因为中医虽然没有像西医那样与现代科学水乳交融，但也在自觉吸收现代科学向前发展，现代中医一些重要成果的获得也是得到现代科学大力支持的。如近期在世界获奖的青蒿素、砷剂等，便可以说明这一问题。

传统与现代不能截然分开。传统是一种历史延续，是一种思想、一种根脉的承接，体现的是一种文化特征。说中医是传统的，是因为中医脱胎于中华文化母体，儒释道众家文化精粹被中医全面承载，有着中国传统文化的基本特征。而传统的东西能够活在当下，说明她又适合于现代，融入了现代，其存在的合理性就在于现代社会对她有需求。正因为如此，经过二千余年后的今天，中医仍然显示出鲜活而旺盛的生命力。同样，成型的西医虽然只有几百年历史，但也一定也有自己的传统，没有传统就不可能与中医形成显明的比较。可以说，任何时代，都是传统与现代同时存在，二者相互依存、相互促进，共同维系着社会发展与时代特征，不可能截然分开。现代眷恋着传统，传统支撑着现代；传统是过去的现代，现代是未来的传统。

所以，说中医是传统的，是与西医相对而言，纵向比较，中医也有自己的传统与现代之分。承认医学的发展是历史的，就一定有传统和现代的划分，西医也同样如此。

2 “传统”与“现代”不是落后与先进的划分

传统只是因为先于现代而发生，它与现代只是时间上的划分，不是落后与先进的划分。“传统”不会因为她的历史悠久而衰弱，同样“现代”也并不因为它的后来而居上。落后与先进，只能从社会贡献和社会需求上去评价。西医虽然表现出很强的现代特征，但是，从医学的角度看，它也开始表现出一些明显不足，特别是过于机械地认识生命和对待生命，越来越不适合于现代社会对人文医学的要求。而中医虽然在理论认识上还未完全超越古代科学的水平，但它的人与自然的整体观、联系观、动态平衡观、中和思想等，仍然具有很强的生命力，成为现代医学发展的方向。中医之所以在世界仍然具有很大的需求，首先说明中医作为一种治病的科学，其中蕴含有丰富的先进思想和先进方法，可以解决很多西医不能解决的医学难题，世界如果没有了中医，医学将是残缺的、不完美的。没有中医就不会有青蒿素，没有青蒿素世界人类就会继续遭受疟疾的侵害，就会有更多的生命被病魔夺去。

3 中医与西医都不是一成不变的

以为中医是传统的，就可以不需要与现代接轨，不需要现代化，这是错误的。中医在当今社会有需求，并不说明中医就无需发展了；中医理论具有丰富的先进思想，也并不说明中医在工具即技术方面也都是先进的。中医要充分满足现代社会对它的需求，就要不断进步，不断完善，不断发展。西医也一样，并不因为它是现代的，就可以停止不前了。只要社会需求在变，包括中西医在内的所有医学都不会停下前进的脚步。中医要现代化，西医要人文化，就是现代社会提出的新要求。

所以，在对待中医问题上要注意两个方面，一是要保持它的传统性，二是要体现它的时代性。保持传统性，就是要不断强化中医的特色和优势，突出自身存在的价值；强调时代性，就是要将中医真正融入现代社会，不断提高它对现代社会的适应能力和服务能力，不断提高对现代社会的贡献度。如果以为中医是传统的，便一味地回归传统，回到过去，这只能离现代社会的需求越来越远，只能拉大中医与现代社会的距离。

两个“倒逼”道出中医发展关键

在2011年国家中医药管理局新春媒体座谈会上，局长王国强提出当前中医药事业面临两个“倒逼”：一是当前政府对中医药事业支持力度大，老百姓对中医药的热情高，中医药部门拿什么回报，用什么奉献？二是当中医药的价值在世界上得到认可，越来越多的人开始应用中医药，并加强中医药机理研究时，中国人能否永远拥有解释权、话语权、标准权？（见2011年1月26日《健康报》）这两个“倒逼”，道出了中医药事业发展的两个关键问题，也是两个难题。

1 要让老百姓感受到实在的疗效

近年来政府对中医药事业的投入，无论是基础研究还是临床研究，力度是空前的；社会对中医的关注度和信任度明显上升，随之而来的社会需求也在加大。中医的发展虽然也出现了繁荣的局面，如基础研究的成果越来越多，临床规模迅速扩大，但是，中医药究竟给老百姓带来了多少实惠？也就是说，面对政府的支持和老百姓的热情，我们给予了多少回报？客观地说，中医药在满足社会需求上，离老百姓的要求还存在相当大的差距。因为老百姓在选择就医上，选择中医的比率仍然远远落后于选择西医。

我们一直在强调中医药具有自身的优势，那么我们这些优势在临床中得到体现了吗？老百姓切实感受到了吗？优势不应当是我们自己说的，而是在为社会服务的过程中体现出来的。是不是优势，应当首先得到老百姓的认可。如果老百姓不能从中得到实惠，就不能算是优势。所以王国强副部长说：“究竟中医在哪些方面有所长，这是我们需要思考、证明的。”

优势是在与西医的比较中体现的，它既与西医不同，又要强于西医。如果不能强于对方，只能算是特色。特色和优势是两回事，这是我们在认识中医药优势时需要弄清的一个问题。

实事求是，是对待科学的基本态度。任何科学，解决问题的能力都是有限的。中医是科学，所以它也不是万能的，在认识疾病和治疗疾病上也是有限的。如果我们不能以客观的态度对待中医药发展的现状与水平，把中医药说得神秘莫测，包治百病，这样做不仅起不到弘扬中医药的作用，反而适得其反，失去社会对中医的信任。

说到底，能打动老百姓的，还是在临床上能够感受到的实在疗效。所以，当前中医能为老百姓解决多大问题我们就去尽力解决多大问题，实事求是，不夸大，更不能忽悠。是中医的优势，就尽量发挥体现，让老百姓真正感受到。不能解决的问题，就直言相告，真正做到为病人所想。就是说，中医的功夫一定下在临床研究上，用在提高疗效上，而不是用在追求功利上。如王国强副部长所强调的：中医药人不能急功近利，不能浮躁，不能以“包治百病”忽悠百姓，要潜下心来，实实在在地拿出疗效，让百姓切实从传统医学中获得健康保障。这一番话，实际道出的是老百姓对中医药的根本期待，也是中医药发展的根本目的。就是说，中医药对社会的回报，只能用实在的疗效来说话。

2 要掌控现代水平上的话语权

近代以前，中医的话语权是无人能够替代的。近代以后，从西学东渐始，随着现代科学的发展和中医理论的屡屡被质疑，中医的话语权开始出现动摇。中医疗效是中医存在的根据，但是理论不发展，不能适应现代社会的需求，质疑就会不断，话语权就会被削弱。

话语权，代表的是对某一科学学科的解释权与主宰权。失去话语权，不仅意味着你的发展水平落后于时代，更意味着主宰权的丧失。我们不能自信于“有疗效，中医就是万岁的”，疗效水平不是静止的，不同的时代和不同的科学水平，对应着不同的疗效水平。疗效机理的不断被阐明，带来的必然是疗效水平的不断提高。如果我们漠视甚至于不屑于用现代科学技术对中医药机理的现代研究和揭示，将来的话语权就难说有谁来掌控。

客观地说，目前中医的话语表述很难与世界科学形成对话。曾经有许多学者不断呼吁尽快实现中医话语的现代转化，因为没有语言的现代统一，就难在同一平台上进行交流。然而实践证明，单单从语言上进行转换是远远不够的。将中医从古代科学水平转化为现代科学水平，不是仅通过语言转换就能实现的，它涉及到中医药理论科学水平的提升，没有中医药机理的现代阐释，就不能达到现代科学水平上逻辑严谨的语言表述。可以说，中医药机理的深入研究和清楚揭示，是实现中医药现代化的必然过程。

面对外国人对中医药机理的现代研究，我们不能无动于衷。中医是中华民族的原创科学，是中国人的重要发明，甚至可以和古代四大发明并列。如果我们不继续深入研究，尽快把中医药的作用机理弄清楚，就有可能被那些拥有高科技手段的国家抢先一步走在我们的前头。我们不能再像四大发明那样，只知道技术而不去研究它的理论，知其然而不知其所以然，那样只能称为技术而不是科学。

所以，我们要纠正以前的一些模糊认识：一是中医疗效的提高不能仅仅依赖于临床经验的总结，而漠视疗效机理的研究，漠视理论的提高；二是不要过度强调中医学的原汁原味，强调中医的回归，科学总是向前发展的，总是要与时代相融合的，它不能违背大科学的规律而独自发展；中西科学的不可通约是有时代性的，不是一成不变的真理，科学之间的交流与借鉴是科学发展的基本规律，中医只有与现代科学相结合，才有可能出现质的飞跃。

总之，要想永远拥有中医的话语权、解释权和标准权，就要与世界科学相融合，提高中医的科学水平，只有用现代科学的语言表述中医，才能与世界对话，才能永远掌控中医在世界的话语权。

两个“倒逼”，迫使中医人不得不在实践中去发展自己、证明自己。中医人要变压力为动力，少说多做，努力提高自身的服务能力与科学水平，让老百姓获得回报，让世界刮目相看。

三 中医发展只能用疗效说话

没有对临床疗效水平带来显著提高的创新，是没有意义的。这样的创新再多也不可能解决临床发展的难题。

方法翻新只能让人眼花缭乱，制造表面繁荣，对临床发展是不会有任何推动力的。

临床是中医赖以生存、发展的土壤，中医研究的重心不能远离临床；中医发展看临床，临床发展看疗效。

对临床科研成果的评价，最终应由临床推广应用的情况给出，而不是根据书面报告来定论，不然临床科研成果就会只开花不结果。

临床辨证的水平直接影响着临床成果的推广，如何使临床成果迈过“临床辨证”这道坎，则是成果推广中迫切需要解决的一个关键问题。

无论时代怎么变，名医过硬的诊疗工夫和良好的医德这两条不会变。没有这两条，就成不了名医。

科学家主要从事“学”的研究，而临床家则侧重于“术”的研究，用科学家的标准来评判名医，彻底误导了临床家的努力方向。

学术论文不能代表实在的业绩和经验水平，过分强调论文的作用，会导致重理论轻实践，重论文轻临床，甚至助长粗制滥造之风，形成中医学术虚假繁荣。

临床名医为什么少了

当老百姓谈论中医的时候，总是因为某位名医治疗什么疑难杂症多么神奇引起；一个医院兴旺发达也往往与这个医院有没有名医和名医的多少有着至关重要的联系。道理很简单，名医是因为治病出色、医德高尚而然，病治得好又善于体谅病人，慕名求医的人自然就多，病人多了，医院自然就不愁没有饭吃。如果医院门前冷落车马稀，必然是因为名医少了，没有名医的医院，生计就一定成问题。

同样，一个时代、一个地区的名医多，那么这个时代和这个地区的中医必然就出现蓬勃发展的景象。20 世纪初出现在北京的四大名医施今墨、萧龙友、孔伯华、汪逢春，尽管处在中国社会大动荡时期，由于他们过硬的中医工夫和良好的医德，成为了那个时代北京地区中医的领军人物；因为他们的存在，他们的名字也成为了这个时代中医发展的象征。

当然，不同时代对名医的要求也不一样，但是，有一点是永远不变的，那就是名医应具有的高超医术和高尚医德，不具备这两点，就成不了真正的名医。

医学的根本目的是防病治病的，中医是不是发展了，最终要通过临床来说话，用临床疗效来证明。然而，当下中医的临床又是怎样一个现状呢？从临床需求的情况便不难做出一个大概的判断。应该说，造成目前中医发展不景气的原因，与临床名医少了密切相关。就全国来说，我们现在已经很难数出几位与当时北京四大名医相提并论的中医临床大家来。中医没有了名医，社会影响力就会衰减，找中医看病的人自然也会逐渐少起来。临床不兴，中医的发展就无从谈起。

现代临床名医为什么少了？有人说是因为社会要求高了，成为名医的条件也高了，所以名医成才难度比过去大多了。这是其中原因之一，但不是根本性的。上面说过，无论时代怎么变，名医过硬的诊疗工夫和良好的医德这两条不会变。这两条不合格，就难成名医。我以为造成现代中医临床名医匮乏的深在原因应是以下两点。

一是潜心做临床的人少了。做名医，尤其是做名中医，需要有充分而长久的准备，急功近利做不成名医。回顾历代名医的成长，他们都有一个共同的特征，那就是潜心临床，专心致志，矢志不渝，瓜熟蒂落。一句话，过去的名医是通过长期临床的摸爬滚打而百炼成钢的。现在的人想做名医，但却潜不下心来，心浮气躁，急于求成，毕其功于一役，总想“一夜成名”。

二是虚名扰乱了做临床的心。过去名医成长的环境相对安宁，没有人要你晋职称、要你报课题、要你参加这会议那培训（多数是为收费）等等，无人打扰你潜心做临床。现在不行，如果没有这些虚名，就等于没有做出成绩来，没有“成绩”就不能评为名医。因为现在的名医是按上级标准评出来的，不是真正靠临床做出来的。名医导向的错误，使临床医生把相当的精力投入到了临床以外的虚务，临床医生难以专心临床。然而，靠虚名得到的名医，多数老百姓并不买账，因为他们的“名”（技术、疗效）老百姓无从感受。

以上两条不是名医匮乏原因的全部，但是，有了这两条，名医必是做不成的。

怎样解决中医临床名医匮乏的问题，是一个如何使中医走向兴盛发展的大问题。我们应当把发展中医的精力转移到临床上来，不要忽略了这一中医赖以生存、发展的土壤，把一切研究都集中到努力提高中医临床诊疗水平上来，净化中医临床发展环境，去掉一切不利于临床人才成长的条条框框和障碍，给临床人才成长营造一个宽松、自由的氛围，把临床诊疗水平和医德医风作为临床人才考核的唯一标准。只有这样，潜心做临床才成为可能，真正的名医才会多起来。

临床成果，果应当结在实践中

随着国家对中医科研支持力度的加大，近年对临床科研的投入在逐年增多，成果也年年增收。可以说，中医临床科研在全国上下出现了前所未有的繁荣景象。

在我们为中医临床的蓬勃发展感到欣慰的同时，有一个问题也逐渐引起人们的关注和深思：中医临床科研成果，果应当结在哪里？

因为我们已经看到，年年获批的研究项目在增多，项目级别在提高，获奖成果也越来越多，但是临床的诊治水平并未出现与之相应的变化。

临床科研，毫无疑问，当属于应用研究的范畴，其成果就是为了向临床推广应用，以提高临床的诊治水平。而我们当下看到的景象则是，通过鉴定的成果很多，而得到临床推广应用的则很少。大多的情况是，成果已经鉴定，便束之高阁，再也无人问津了。

中医的基础研究，最终也是为临床应用服务的，但是他需要一个研究转换的过程，不可能每一项基础研究成果都能马上在临床上开花结果。而临床研究产出的成果，就是要应用于临床，他不需要一个等待的过程，即便是存在一些问题，也是在临床应用中通过实践加以完善和修正的。所以，既然是在临床培育出的“优良品种”，就应当在临床开花结果，如果结不出果，就不能算是“优良品种”。

这就给我们提出了一个临床科研成果如何评价的问题。临床科研成果的评价最终应由临床推广应用的情况给出，而不仅仅是根据书面的科研报告定论。眼下临床科研成果的鉴定，普遍存在一种现象，就是只看材料不看实践，绝对相信科研提供的书面材料，以材料为准绳，以材料定乾坤。所以，临床科研的工夫最后也都下在了研究报告等书面材料的组织和准备上。由于材料是完善的、合格的，也就很少有成果通不过鉴定的。这是造成临床科研成果只开花不结果的主要原因。

临床科研的成果，果不应当结在书面报告上，而应当结在临床的推广应用上。也就是说，研究成果能不能通过鉴定，最终要看在临床的重复应用情况。只有这样做了，我们的成果才能个个是货真价实，个个是“优良品种”，才不会出现只开花不结果的情况。

我们要尊重国家对中医科研的重视，要珍惜国家给予的经费投入，因为国家对中医科研的投入已经不再是一个小数目。如果我们的科研成果只是数量在增加，临床疗效没有提高，那就是一种浪费，一种财力与人力的巨大浪费。

临床成果推广遇到的“坎”

对于临床科研成果只开花不结果的问题，我曾提出一种观点：对临床科研成果的评价，最终应由临床推广应用的情况给出，而不是仅仅根据书面的科研报告定论，不然就会导致临床科研成果只开花不结果。客观地说，这只是其中的一个方面，除此之外，还有一个重要的问题被我们长期忽略了，那就是多数临床成果在推广中需要经过一个必须的过程，即“临床辨证”。如果临床辨证不能达到成果要求的水平，那么成果中的疗效就难以得到重复，临床推广就不能实现。这是众多中医临床成果在推广应用中共同遇到的一道“坎”。

临床科研，多数是治疗方法的创新，而这些新创方法最终形成的则是一个新的辨治模式或一个有效的方剂。不论是新的辨治模式还是一个新的方剂，在临床推广应用中，都要首先迈过“临床辨证”这道坎。

例如在2009度国家科学技术奖励大会上，有10项中医药（民族医药）成果获奖，其中一项为《开郁清热法在2型糖尿病中的应用》。虽然这项成果研究表明开郁清热法降糖有效率（85.1%）显著优于滋阴清热法（63.3%），两组比较$P<0.01$。但是在推广应用时，仍然需要对开郁清热法的应用进行临床辨证，即要求“按照2002年国家药品与食品监督管理局《中药新药治疗消渴病（糖尿病）的临床指导原则》中医分型与诊断标准进行分型论治”，如果你的辨证水平达不到与之相应的要求，就难获得应有的疗效。

一个有效方剂的推广应用也是如此，中医的方剂是对证不对病，所以也需要事先辨证，辨证不准确，再好的方剂也难以得到有效的重复。

曾经有人困惑地提出，几千年来历代名医为我们留下了难以计数的名方，为什么得到临床普遍应用的则不多，“名方不名”的原因究竟在哪里？这除了与药物质量有关外，主要原因也是辨证问题。

中医的临床优势就是辨证论治，只有辨证准确，才能保证治疗有效。再著名的方子，如果对不上证，那是毫无价值的。

《伤寒论》中列举的方子，无论是组方法度、还是药物的选择，都被后世奉为圭臬。而这些名方在临床应用上同样需要满足一个基本条件，那就是方证对应，有是证，用是方。《伤寒论》之所以将证以方命名，称为“某某汤证”，如“柴胡汤证”、“桂枝汤证”等，即是在强调方证对应要丝丝入扣。

证是病机的外象，辨对了证，才算抓住了病机关键，用方才能保证有的放矢。

由此可见，对临床成果的评价需要通过临床的重复验证来说明，如果辨证不准确，成果疗效的验证就得不到真实的反映，就会影响对成果水平的客观评价。

所以，临床辨证的水平直接影响着临床成果的推广，如何使临床成果都能很容易地迈过“临床辨证”这道坎，则是急迫需要研究的一个重要问题。只有尽快解决这一问题，临床成果的推广应用才能畅通无阻。

实践证明，中医辨证的标准容易制定，而在临床中实践这个标准则不是轻而易举的事情。目前来看，辨证的水平只能通过临床的指导和实践来提高，除此之外，别无选择。这就要求我们在成果推广应用上多下工夫，不仅注重成果的研究，更要重视成果的推广应用。

我们可以探索改革临床科研管理办法，试行临床科研与推广应用一体制，即临床项目负责人不仅要负责项目的研制，还要负责项目的推广应用。项目用于临床前，要由项目负责人负责临床推广应用的培训和具体指导。只有完成了项目的推广应用，才能算项目完成。

尽管这样做会增加科研的工作量和难度，但是可以保证科研的质量，保证临床科研成果用于临床，减少浪费。同时也会降低临床价值一般项目的申报，并杜绝弄虚作假者鱼目混珠。

中医发展要用疗效说话

中医有没有发展？由于评价的标准不同，回答也是不一样的。应该怎么看中医的发展，在没有一个统一标准之前，临床疗效可以做为当下中医发展评价的重要指标。

我们都在说中医比过去有了长足的发展，因为基础研究的条件、临床发展的规模确实比过去有了翻天覆地的变化，但是为什么质疑的声音总是不绝于耳？看来仅仅用外在的变化说明中医的发展是不充分的，是缺少说服力的。

为人类解除病痛是医学的主要责任，临床疗效则是验证医学发展的主要指标。我们的基础研究有没有深入和突破，临床水平有没有提高和创新，只有用“疗效”来说话才能令人信服，除此以外，其它的评价都是软弱无力的。

1 理论创新不仅限于理论推导

尽管中医理论在不断创新，但是理论滞后于临床的现状一直没有得到根本解决。为什么？是因为多数理论创新往往仅限于理论层面的论证和推导，而缺少临床实践的验证，缺少“疗效”强有力的支持。

理论研究缺少临床支持，是近年来理论研究普遍存在的问题。原因大致有二：一是中医理论本身的问题。由于脏腑相关理论和五行学说的不断影响和强化，中医理论具有着循环支持的特性，有些理论的创新仅仅通过理论层面的循环论证即可以得到逻辑上的说明和成立。近年来这种理论的创新可谓很多，但均不属于本质意义上的创新，对临床并没有特别的指导意义，大多昙花一现，如过眼云烟。二是理论与临床脱节。理论家搞理论研究，临床家搞临床研究，各自为政，缺少合作，使很多理论假说没能走进临床接受实践检验。

所以，仅从理论成果的数量上看，理论创新可谓层出不穷，但是真正得到“疗效”强有力支持的理论创新则不多。没有给临床疗效水平带来显著提高的理论创新，是没有意义的。这样的理论再多，也不可能解决“理论滞后于临床”的难题。

2 技术提高不仅在于形式变化

临床技术的提高，除了表现为方法的创新和技术的进步外，还要表现为对临床疗效水平的提高。这些年，关于临床治疗方法的改进、剂型的改革和新方剂的报道大量涌现，但是真正形成强大优势的治法方药不多，只是花样不断翻新，而疗效不见提高。

临床研究中有一种现象是值得我们注意的，那就是有些研究是在为了出新而创新，不是为了疗效而创新；思考的着重点不在如何提高疗效上，而在于猎奇。同是一种病，可以从不同的角度去认识，从不同的角度去治疗，即同病异治。如果不是因为病的需要，而是为了“出新”而一反常规，另辟新径，这又有什么意义呢？

方法翻新可以让人眼花缭乱，可以制造表面繁荣，但对临床发展是不会产生任何推动力的。

3 疗效发展才是中医的真正发展

只有疗效水平的不断提高，才能给临床带来强大的生命力，才能真正形成中医发展的推动力。疗效发展才是中医的真正发展。

把疗效发展提高到一个重要位置来认识，也就是要把大家的注意力重新集中到临床上来。只有临床才是中医生存发展的土壤，离开了临床，中医就失去了立足的根本。也只有重视临床的发展，才能保证临床疗效的不断提高，保证中医永远具有旺盛的生命力。

重视临床发展，也同时提出了一个理论研究的方向问题，那就是理论研究要紧紧围绕临床研究开展工作，而不是游离于临床之外，不断为临床研究提供养料和理论支持。

中医发展需要规模发展和硬件建设，但这不是中医发展的主要表征，根本的还是看中医对人类健康的贡献度。疗效作为一个硬性指标，不仅在医学界，在整个社会都是公认的。所以，在目前中医理论尚有很多问题需要完善的时候，中医的发展只有用“疗效”说话才能得到人们的信服，得到社会的认可。

别用科学家标准评价名医

历史证明，任何时代的中医发展和繁荣，都少不了那个时期名医的带动和引领。名医的作用与中医的昌盛，有着不是或有或无，而是必不可少的直接联系。所以，在现代中医大力发展的新时期，名医的培养成为了中医事业发展中极为重要的内容。但是，我们不得不承认，时下各地推出的名医可以说层出不穷，而真正被老百姓认可的名医则是凤毛麟角。过去的名老中医，由于他们精湛的医术，被老百姓永记不忘，甚至传遍大江南北、长城内外。现在则不然，在临床上真正有影响力的名医越来越少，不要说名满全国，就是能被当地老百姓数得出的也不多。

何以至此？原因可能很多，但有一点则是至关重要的，那就是我们在当下名医的培养上进入了一个较大的误区：用科学家标准来评价名医。

回忆历代名医的成长过程，我们不难发现一个他们共同的成长规律，就是潜心临床，自由探索，矢志不渝，逐渐成名。成名的环境宽松自由，成名的模式多种多样，只要肯下工夫，持之以恒，终成正果。而现在的名医培养，是在条条框框中成长的。关注的是名医的外在包装（论文数量、成果多少），名医的内在积累和临床磨练已经不再重要。因为你是不是名医，不是看老百姓的评价，而是由主管部门来考核。

科学家与临床家都是从事科学研究的，但是科学家主要从事“学”的研究，而临床家则主要从事“术”的研究，二者的研究方向是不同的。科学家，一定要有高水平的学术研究论文和重要的科研成果做支撑，不然就难称其为“家”。而临床家则不同，主要看你临床治疗疾病的水平如何，即临床技术的应用和疗效怎样，不管你撰写了多少论文和研究了多少成果，如果临床水平一般，老百姓不认可，那是无论如何也成不了名医的。由于我们误用了评价名医的标准，所以导致了前面所说的现象：名医多多，但不是百姓心中的名医。

客观地说，临床名医的培养是不需要太多投入的，只要给他们营造一个宽松的环境和自由发展的空间就足够了。但由于标准的误用，不仅加大了名医培养的成本，也由此扭曲了名医的成长之路。用科学家的标准来评判名医，必然增加临床医生的工作负荷，迫使他们拿出相当多的、甚至是主要精力从事科研和学术论文的撰写，从事一些奖项的争取和荣誉的获得；更为严重的是，彻底误导了他们的努力方向，临床技术已不再是评价名医的主要指标，要想成为名医，必须从临床以外去拼搏。

当然，临床也需要科研，但主要应该是在技术层面上的，是和临床工作相辅相成、相得益彰的，是一种自然而然的过程，不应成为临床家的额外负担。

名医是在长期为患者服务的临床工作中不断磨砺和提高而逐渐被老百姓认可的，这是名医成长正常经历的一个过程。只有通过与患者的长期临床交流，你才得以被越来越多的患者认识和深入地了解，才能得到老百姓一个客观的评价。如果你不能专心于临床，就不能用心去和患者进行交流，就不能认真地了解患者的病情，也就不能很好地为患者解除病痛，你的临床技能就不可能得到真正的提高，尽管你的职称很高，论文、成果一大堆，而你能成为老百姓心中真正的名医吗？肯定不能。培养这样所谓的临床名家对中医临床的发展是不会有多大意义的。

总之，名医成长是有自己的规律的，我们应该从评判标准和培养模式两个方面，回归名医的成才之路，让他们在一个自由、宽松的环境中，不受任何干扰地潜心于自己的临床研究，不包装、不催化，自然而然，瓜熟蒂落。

论文不是考核人才的金标准

以论文为重要指标的人才培养标准，虽然长期以来为人诟病，但并没有动摇它原有的核心地位。职称晋升要看论文，成果申报、鉴定、评奖要看论文，研究生毕业要看论文，各种优秀人才选拔也要看论文，论文几乎是万能的。

通过学术论文可以看出一个人的学识，却看不出他的业绩和经验水平。中医学是一门实践性很强的学科，过分强调论文的作用，会误导大家重理论而轻实践，重论文而轻临床。

论文的价值在于传播新的学术认识、新的技术方法和实践经验。过分强调论文数量，还会导致论文质量下降，助长粗制滥造之风，形成中医学术的虚假繁荣。

1 论文只是科研的一部分

论文是科研成果的载体，通过论文形式将科研成果加以发表，并由此获得成果的所有权。但是，科研活动是一项极其复杂和艰苦的过程，作为载体，论文只是科研的一部分，而不是全部。如果我们过分强调论文的价值，就有可能忽视科研的过程，忽视科研工作者真实的科学创造。

中医科研成果的申报和鉴定需要论文的支持，但不是必需的和唯一的，重要的是科研本身的科学设计、理论与方法的创新、技术发明的先进性和它的应用价值等，这应当是科研考查的核心。有些成果可能因为时间或其他原因没有论文发表，我们就能因此而轻视或否定它吗？而有些项目可能会产出相当数量的论文，能说明它的学术价值就一定高吗？

由于过分依赖论文的作用，有些科研立项和成果鉴定便因其论文发表的数量而忽视对项目本身的严格审查，使一些价值不实的项目获得通过。为什么中医科研成果年年硕果累累，而真正被临床推广应用的则寥寥无几？其中原因则是需要我们深思的。论文可以成为科研的支持，但不能成为科研的全部。

据科研情报部门统计，我国的论文发表数量可以排在世界前几位，而能被世界引用的论文数量则不多，被引率极低。这说明，论文再多也不能代表科研本身。

2 人才不能仅用论文说话

前面提到，无论职称晋升、优秀人才选拔，还是研究生毕业都要看论文，论文成为了人才的一面镜子，是不是人才，似乎通过论文即可判断。

论文可以作为衡量人才的重要指标，但只用论文说话则难以反映人才的全貌。

在中医界，人才是多方面的，有科研人才，有教学人才；有理论研究人才，有临床研究人才，判断他们的能力和水平统一以论文为标准是不科学的。从事科研和理论研究，论文可以反映其主要方面，而从事教学和临床工作，方法的运用和经验积累是重要的，如果也仅从论文考查其能力和水平就难以窥其全貌。

更为有害的是，把不同专业的人员放在一起，在晋升和人才选拔上用同一论文标准去要求和考查，结果使一些人才因受到不公而极大挫伤其积极性。

3 临床家不是作家

据说，一位参加工作不久的临床医生，一年中竟发表数十篇论文，在晋升时论文得分遥遥领先于一些老年工作者，而其临床能力则是平平。

临床家不是作家，如果临床家也主要通过论文来考查，必然将临床家都培养成为中医作家。近年来中医论文的数量在激增，而论文的质量非但没有明显的提升，甚至出现粗制滥造和造假剽窃现象。

临床家重在考查临床，离开了临床就不是临床家。我曾经提出“别用科学家标准评价名医”的观点，就是建议主管部门在临床家和名医的培养上，要突出临床第一的原则，不要制定一些妨碍临床家发展的条条框框，不要让论文和科研成为临床家的负担，给他们营造一个宽松的环境让他们自由发展。

名医少了吗？从国家到地方，几乎年年都有一批名医涌现，从数量上看并不少，少的是能被老百姓真正认可的名医，是真正的名医。这说明我们在名医培养的标准和模式上还需要反思和修正。

总之，论文不是万能的。从人才培养的实际需要出发，论文可以作为人才考查的一个方面，不应成为一切人才评价的必要条件。

赢得中医市场靠什么

国家中医药管理局曾发布 1990 ~ 2004 十五年全国卫生技术人员及中医从业人员的数据：1990 年全国卫生技术人员的总数为 389. 79 万，逐年上升，2004 年为 439. 00 万，而中医从业人员 1990 年为 36. 85 万，逐年下降，2004 年为 24. 21 万。有人根据以上数据，采用 ARIMA 模型分析预测 2010 年全国卫生技术人员为 461. 95 万人，中医为 20. 22 万人，占 4. 38%；

2020年全国卫生技术人员可达到503万人，中医则为15万人，占2.98%。也就是说，15年以后中医从业人员仅为2004年的一半多一点，在100名卫生技术人员当中中医占不到3个。中医从业人员的不断减少，预示着中医在全国医疗市场的地盘还在继续丢失和缩小。皮之不存，毛将焉附?

地盘缩小缘于何故?常被提及的原因有三：一是中医相对于现代社会发展滞后，其理论与技术表现相对落后，在科学大家庭中处于弱势群体，自身发展能力不足；二是临床疗效可信程度下降，大众对其信心不足，社会需求降低；三是西医发展明显占优势，社会需求不断扩大，西医的强势在挤占中医市场。应当说，这三个原因均点中中医的软肋。要使中医“江山社稷”得以稳固，当下迫切需要做的就是稳定已有中医地盘，在稳定中求发展。

1 救中医之“市”，唯靠临床疗效

能将中医从目前“熊市”中解救出来的，就是重树中医在当代医疗市场上的信誉，而树立信誉唯一能依靠的就是中医疗效。早在2001年国家中医药管理局李振吉副局长在《关于重点学科建设的若干问题》的讲话中就特别强调：“重点学科建设的总体目标用一句话概括就是：用重点学科这种形式来推动以临床疗效为核心的中医药学术水平的提高。学科建设的最终目标都是为了提高学术水平，而反映学术水平的核心是临床疗效。发展学术最终目的是把病治好，所以一定要把提高以临床疗效为核心的学术水平作为最终目标”。应该说，这一阐述道出了临床疗效与中医发展的本质关系。回顾中医二千多年来的发展历程，中医之所以能够一步一个脚印地走到现在，说到根本处，靠得就是中医疗效。中医是治病救人的学问，这门学问没有了疗效，也就失去了立论的根据，没有了根据的学问，说得再天花乱坠，人们也不会相信。

本来中医理论在表述上就存在诸多不严谨，常被认为“漏洞百出”，如果疗效再软弱无力，中医将失去临床的有力支撑，那样的话中医这门学问也就无法做下去了。

老百姓不再像以前那样喜欢中医的原因，说到底，就是我们中医的疗效出了问题。2004 年国家中医药管理局主持完成的《十省市中医医疗需求与服务调查》中表明：农民选择愿意看中医的比例比 1988 年时下降了十个百分点，慢性病患者就诊中医的比例从原来的 2/3 变成现在的 38. 34%。分析老百姓对中医需求下降的原因，除了价格上涨、服用不方便等原因，中医的疗效问题也是其中重要原因之一。可以说，老百姓现在对中医疗效的信任度远比不上对西医的信任度。

现在在中医发展上，似乎偏离了以提高临床疗效为中心的方向。如年年中医获奖成果一大堆，而真正推动临床发展的则寥寥无几。中医学术研究的监管机制薄弱，相当数量的学术论文华而不实，文章作得无懈可击，而于临床一无用处。临床上的浮躁，影响了中医疗效的提高，急功近利，夸大效果，真正能重复的疗效不多。没有令人信服的疗效，就难以巩固和开拓中医的市场。

2 提高临床疗效，唯靠中医临床家

自古以来，中医在社会上的声誉无不靠中医临床家来赢得和维护，如果少了临床家的打拼，中医阵地就难以维持和存在。新中国成立以后，中医所以能够继续同飞速发展的西医并驾齐驱，也是靠了有一支名望较高的中医临床家队伍，由于他们的作用，中医才得以蓬勃发展，薪火相传。

现在中医临床阵地的萎缩不是因为临床家少了，而是名副其实的临床家少了。真正的临床家不靠理论上的夸夸其谈，唯求疗效上的真实可靠。

当下有不少所谓的临床家，临床水平一般，但著作几近等身。更令人不解的是，一些人临床无高人之处，却在主持相当级别的临床科研课题，甚至还能获奖。其中的逻辑不能不令人生疑。还有的人在本医院名不见经传，而在社会上却是名声不凡。虽有“墙内开花墙外香”者，问题是这些人在墙内根本就没开过花。如果靠这样的临床家去为中医打天下、守江山，用不了多久中医地盘就会丢失殆尽。

时不我待，救中医于萎靡之境，唯一的途径就是尽快培养一批真正的中医临床家，由他们来重振中医之大业。在与临床医师利益关系密切的晋升、待遇等问题上，评价的着眼点要彻底转换到临床技能和疗效水平这方面来。要让临床工作者得到彻底的精神解放，让他们把充足的精力用于临床研究。改变评价标准并不意味着放松对临床医师的管理，相反更会增加他们的研究压力，因为在晋升、待遇的提高上，再靠一些表面的、虚假的东西蒙混过关已不可能，唯有依靠的就是临床上实实在在的真功夫。要逐渐在医院营造一种临床家至上的浓厚氛围，让临床家享受到医院的最高尊敬和待遇。有了这样的机制，中医何愁后继无人？

四　中医文化就是中医的足迹

漠视对传统文化的继承，中医创新就会失去根基；同样，对传统文化机械地照搬，中医就不能推陈出新。

文化是一个民族血管里的血液，血液是要更新的，否则就意味着生命的衰退。

中医文化对大众的渗透，需要大众的亲身体验，而这种体验只能来自于临床医患之间的交流，是润物细无声的。

中医文化热，是社会对中医的物质财富和精神财富形成的一种认可、接受和需求，是一种群体效应，是一种社会氛围。

追求仁术，是中医文化建设的终极目标和根本意义所在，是中医文化的灵魂。认识不到这一点，中医文化建设就会流于形式，就会失去意义，就会成为一句空话。

有什么样的体制，就会有什么样的文化。没有体制的进步，就不可能有中医文化的根本进步。

缺乏学术批判的文化，不可能为中医创新营造适合的氛围，不会为中医催发创新动机、提升创新能力。

古董是艺术，是供人玩赏的，原样不动地收藏越久价值越高；中医是科学，是为人类健康服务的工具，需要不断地创新、发展、提高。

文化的东西是要渗入到人的思想中去的，通过时间的沉淀最终成为一种自觉。有了文化自觉，才能形成文化自律，形成文化精神，推动中医发展。没有文化自觉，就产生不了文化力量。

对中医文化的理解

因为文化不同，才形成不同的民族；同样因为文化不同，才有了中西医之间的差异。中医为什么受到国人乃至世界的热爱？这不仅仅是因为中医能治病、是科学，应该还有文化的原因。推动中医文化的发展，就是推动中医事业的发展。所以，对中医文化问题进行思考和讨论，是非常必要的。

1 中医文化不是抽象的

当下有一种现象，就是一谈文化，就上升到意识形态，给人一种虚无飘渺的感觉。不可否认，文化最终表达的是一种灵魂、精神和集体人格。但是，这种精神、人格是有载体的，是通过历史遗迹和社会实践表现出来的。也就是说，文化是具象而不是抽象的，中医文化同样如此。中医文化有其理论特征和技术特征，但最终都要通过临床过程表达出来。中医临床是中医文化的载体，也是展示和传播中医文化的舞台。

中医的辨证论治过程，就是中医文化具体呈现的过程。仅是望闻问切四诊，即蕴含了丰富的中医文化。

首先是对古代科学思想的体现。中医疗效的灵验不是偶然的，而是有科学事实和逻辑支撑的。四诊的过程就是搜集疾病依据的过程，在全面深入的四诊基础上进行严密的辨证论治，体现的就是循证医学的轨迹。

二是对仁爱思想的表达。面对患者，无欲无求，“先发大慈恻隐之心，誓愿普救含灵之苦”，“普同一等，皆如至亲之想”。察言观色，亲闻声息，验知病痛，一心赴救。四诊过程使医者与患者得以亲近交流，通过细致的望闻问切，传达出中医对病人的体谅和仁爱，使患者得到身心的安慰。

中医文化离不开临床，因为它生发于临床，离开临床就无以展现，就会成为虚化。所以，谈中医文化建设，应当是从临床中来到临床中去，在实践中阐发，无论传统文化还是现代文化，其先进性都需要得到临床的验证，看它是否符合中医自身发展的规律，是否符合社会大众的需求。离开临床谈中医文化只能是空谈，于中医发展没有实际意义。

2 中医文化需要大众的感受

中医事业是为大众服务的，中医能不能发展则要看社会大众的需求。所以，中医文化建设要从大众需求出发，让大众感受到，让大众来判断。孙思邈的《大医精诚》，是对如何做好一名医生提出的基本要求。对这些要求的总结，根据就是来自于大众对中医的感受和需求。有了大众的感受，才能得到社会对中医客观、真实的评价。

大众对中医文化的感受，只能从临床的医患交流中获得。中医的技术和医德，合称“仁术”，这是中医文化的核心价值所在。仁术的表现不在文章的表述上，而是在临床表现上。名老中医之所以威望高，不仅仅是因为临床医术高，更因为临床医德也高。

能够得到历史延续的文化，一定是大众感受深刻和喜欢的文化。文化的天然属性，就像江河流淌于大地、高山耸立于大地一样不可改变。不能强加于人，只能你情我愿，一见钟情，怦然心动，相看两不厌，自发地被大众接受，然后形成整个社会有益的教化。一厢情愿，自以为有价值，而大众无所感受，甚至于反感，这不是文化。

生发于临床，感受于大众，这是中医文化得以形成的基本条件。

3 文化建设要靠中医人的文化自觉

中医文化的形成和延续需要一种文化自觉，即中医人的文化自觉。有了文化自觉，才能形成文化自律，形成文化精神，推动中医发展。没有文化自觉，就产生不了文化力量。而文化自觉是需要时间培养的，如同道德自觉一样，需要慢慢养成。而这种养成是需要一定的社会氛围与环境的，缺少这样一个基础支持，文化自觉的形成就会很困难。

眼下医院“公益化”为何推进困难？“以药养医”问题为何难以破解？因为“资本主体化”观念在医疗行业已深入扎根，利益追求远没有降温。在这种环境下，中医文化的回归就会举步维艰。只有医疗公益化成为主流，医界逐利思想得以淡化，以患者为本的风气重新树立，中医仁术便会自然回归，文化自觉就可能形成。

4 中医文化建设要体现时代感

文化是统一的，又是历史的。文化在每一个时代都有符合每一时代的新内容。这就提示我们，中医文化建设要体现时代特点和时代精神，在传承的基础上要有创新。我们不能对中医文化建设限于狭隘的理解，认为搞文化建设就是复兴古代文化。有复兴的一面，就是继承传统文化中的精髓；更有与时代精神相符合的创新一面，不断满足社会需求，共同形成为时代服务的新文化。

文化是一个民族血管里流淌着的血液，血液是要更新的，否则就意味着生命的衰退。一个民族文化有没有一种持续发展的能力，取决于它能不能适应时代发展的要求。进行中医文化建设的目的在于推动当代中医事业的发展，就一定要把当下中医发展的需求作为文化建设的中心。中医进步的道德精神是一定要回归复兴的，《大医精诚》在今天看来仍然是我们很好的读本；而关于“术”，是一定要遵循科学发展的规律不断创新的。只有继承和创新完美结合，才具有先进性，才能成为时代需要的文化。

靠什么延续中医的根脉

传承中医文化、发展中医文化，不仅受到学术层面的关注，也成为政府着力推行的内容。由国家中医药管理局组织的“中医中药中国行”大型活动，其中主要内容之一就是传承中医文化。注重中医文化的传承与建设，其意义何在？应该说是为了延续中医的根脉，突显中医的特色。然而，中医文化怎么来传承，仅靠文化传承能否延续中医的根脉？

1 文化是一种历史现象

文化该怎么定义，至今众说纷纭，认识不一，争议很大。所以，便有了二百余种说法。《现代汉语词典》是这样定义的：“人类在社会历史发展过程中所创造的物质财富和精神财富的总和，特指精神财富”。有学者提出：文化是一种社会现象，是人们长期创造形成的产物。同时又是一种历史现象，是社会历史的积淀物。有人更概括地认为：文化，应该是人类痕迹的总和。即留在纸上的是文化，留在地上的、山里的，也是文化。综合众说，可以这样认为，文化是人类社会特有的现象，有了人类社会才有了文化，文化是人类社会实践的产物。文化可分为有形文化（物质文化）和无形文化（意识形态文化）。

无论文化怎么定义，有一点是可以统一的，那就是：文化是一种历史现象，是一种人为的历史痕迹。强调文化是一种历史现象，则在于说明文化是具有时代性的，即在每一个历史时期，都有其适应这一历史时期的文化，即文化是具有时代烙印和特征的。也就是说，文化不仅具有地域性，更有其时代性。在文化分类上，除了从不同的地域、不同的民族来分之外，还可以从时代上分类，如史前文化、古代文化、中古文化、近代文化、现代文化、后现代文化等。同样，中医文化，也一定有其时代性。伴随古代社会产生的是传统的中医文化，进入现代社会，为了满足现代社会的需求，必然会形成现代中医文化。当然，文化的时代性并非泾渭分明，而是有承继性的，即新时代文化是在旧时代文化基础上形成的，是对旧时代文化的辨证否定，是一种扬弃。正如有人所说，每一种社会形态都有与其相适应的文化，每一种文化都随着社会物质生产的发展而发展。

2 文化是人的创造物

有学者提出："对整个人类来说文化是人的创造物，对于特定时间和空间的人而言，文化则是主要体现为既有的生存和发展框架。"其中有两点重要的认识：一，文化是通过人的创造而产生的；二，文化具有时代性（特定时间）和地域性（特定空间）。说文化是人的创造物，可以说这是对文化本质的阐释。"人类从茹毛饮血，茫然于人道的直立之兽演化而来，逐渐形成与'天道'既相联系又相区别的'人道'，这便是文化的创造过程。"人类为了在自然中获得生存的条件，就要学会去不断地改变和适应自然，文化便是人与自然在实践中的对立统一物。可以说，文化的出发点就是从事改造自然、改造社会的活动，即“人化”或“人类化”。所以有人提出：“文化是人类主体通过社会实践活动，适应、利用、改造自然界客体而逐步实现自身价值观念的过程。这一过程的成果体现，既反映在自然面貌、形态、功能的不断改观，更反映在人类个体与群体素质（生理与心理的、工艺与道德的、自律与律人的）的不断提高和完善。由此可见，凡是超越本能的、人类有意识地作用于自然界和社会的一切活动及其结果，都属于文化；或者说，‘自然的人化’即是文化。”

从以上的阐述不难看出，文化就是一种创造。为了适应新的时代发展，满足新的社会需求，就必须发挥人的能动性，借助于现代科学技术去进行必要的创造。所以，中医文化需要继承，更需要进行不断的创新，只有不断的创新，才能给中医的发展注入活力。如果我们在中医文化建设上只注重传统文化的继承，而忽视创新，中医发展就缺少推动力，就不能适应现代社会的要求，就会走向萎缩，中医的根脉就难得延续。

3 延续中医的根脉，需要新时代的中医文化

要延续中医的根脉，就要不断为中医的发展注入旺盛的活力。这种活力通过什么来呈现呢？当然是充足的社会需求。在进行中医新文化创造之前，首先要明确当代社会需要的中医是什么样的，要求中医的发展是一个怎样的走向，也就是说，中医如何发展才能满足当下社会大众的需求。有一点是可以肯定的，当下社会需要的中医绝不是过去一成不变的模样。如果是那样，中医也就无需发展了，更不需要创新了。为此，我们需要进行一些必要的反思：当下中医发展后劲不足的原因是什么，是继承不足还是创新不够？在进行中医文化建设方面我们的着重点是否摆正了？文化继承仅仅是一种文化回归吗？

可以这样说，当下中医发展后劲不足的原因有继承的问题，但是关键还是创新不够。所谓创新不够，就是说中医进入现代社会后而能够体现新时代特征的东西不够，能够适应现代社会发展的东西不够，所以才表现出了社会需求的明显不足。继承的问题不是继承不足，而是继承中表现出的“机械主义”。对中医文化的继承，同中国传统文化的继承一样，都是一种批判性的继承，而不是机械地“照搬”。如果原样不动地照搬过去，那不是继承而是“复旧”、“复古”。漠视对传统文化的继承，其文化的创新，就会失去根基；同样，对传统文化机械地照搬，文化就不能推陈出新，革故鼎新。所以，中医文化的继承和创新，都要体现时代性，按时代的要求去做。不要一谈文化继承，就把传统的一切原样地回归复原，不管是不是现代社会需要的；当然也不要一说创新，就来一个彻底的翻新，抛弃一切传统。总之，中医文化的发展，是随着社会的发展而发展的，遵循着自己的规律，任何外来的力量都难以改变它的路径。针对一些“文化热”现象，社会学家艾君先生曾提出过自己的看法：文化这种人化的特殊的产品，不是由组织策动能达到“热的本质”。文化热的表现形式是一种思维和理论被达到广泛认可，让百姓自动自愿参与其中的社会现象。同样，中医文化要在国人中达到广泛认可，也首先需要对中医的思想和理论广泛认可，唯有如此，百姓才能自觉地关注中医，接受中医，向往中医，“中医热”才能自然地形成。中医的普及之所以存在一些困难，之所以在大众中不能像西医那样很快热起来，除了话语上的隔阂之外，根本上是理论的阐释缺少自然科学应有的逻辑与严谨，缺少现代科学水平上的表述。这是我们现代中医人应该研究和努力的，也是现代中医文化创新的方向。也只有这些代表中医先进方向的具有时代特征的文化，才能真正使中医的根脉得到旺盛的延续。

中医文化首先化育医者之心

文化的主要功能，概括地说就是满足人类的精神需求，即增长智慧，涵养德性，陶冶情操，砥砺品格，提供正确的人生、价值导向。一句话，就是化育天下人心。无论是物质层面的文化还是精神层面的文化，根本的意义都在于此。

由此而知，中医文化的功能也应当是如此。

但是，要想用中医文化影响整个社会，进而得到社会大众对中医的普遍认同，首先需要化育医者之心。只有医者得到中医之“仁术”，才有可能去影响患者，影响社会，化育大众之心。

所谓仁术，不仅指医者具有的精湛医术，还包括医者具有的高尚医德与情操。只有医术没有医德，不能称为仁术。

关于医德，古代名医孙思邈概括得好：“凡大医治病，必当安神定志，无欲无求，先发大慈恻隐之心，誓愿普救含灵之苦，若有疾厄来求救者，不得问其贵贱贫富，长幼妍媸，怨亲善友，华夷愚智，普同一等，皆如至亲之想。亦不得瞻前顾后，自虑吉凶，护惜身命。见彼苦恼，若己有之，深心凄怆，勿避险恶，昼夜寒暑，饥渴疲劳，一心赴救，无作功夫形迹之心。如此可为苍生大医，反此则是含灵巨贼。夫大医之体……又到病家，纵绮罗满目，勿左右顾眄；丝竹凑耳，无得似有所娱；珍馐迭荐，食如无味；醽禄兼陈，看有若无。夫为医之法，不得多语调笑，谈谑喧哗，道说是非，议论人物，炫耀声名，訾毁诸医，自矜己德，偶然治瘥一病，则昂头戴面，而有自许之貌，谓天下无双，此医人之膏肓也”（《大医精诚》）。

细细品之，当今医者不免要汗颜了。人心不古，又如何教化大众？

中医文化对大众的渗透，需要大众的亲身体验，医者的医术、品德，在医患之间的交流中会潜移默化地传达给大众，进而影响大众。这就让我们明白一个问题：中医文化教化的对象，首先是医者，其次才是大众。我们在反思中医市场需求不足时，总是把原因归结为大众对中医优势认识不够，归结为对大众的宣传不力，而较少从医者自身去找问题。

面对古人的告诫，我们之所以会汗颜，是因为我们作为现代的医者并没有完整地继承好中医之仁术。试问：作为一名医者你是否能怀有一颗大慈恻隐之心，一心赴救，无欲无求？不论怨亲善友，华夷愚智，是否能普同一等，皆如至亲之想？为医之法，不得多语调笑，炫耀声名，訾毁诸医，自矜己德，你做到了吗？偶然治瘥一病，面对病家绮罗满目，珍馐迭荐，醽禄兼陈，你又是持怎样的态度？

临床作为中医文化传播的舞台，医者表现什么，大众就感受什么；医者表现得怎样，对大众的影响就会怎样。医者才是中医文化的直接表现者和传播者。

所以，医者要成为中医文化的优秀传播者，就要先得中医文化之化育，将自己培育成为一名地地道道的仁医，如此才能用中医之仁术去普救含灵之苦，在临床中实践中医文化，传播中医文化。

中医文化“热”重在疗效传导

中医文化热起来了，也就预示着中医发展的兴盛时期到来了。何以这样说？因为中医只有形成“文化热”，才说明社会对中医有了普遍认可，有了普遍认可，才有可能形成大众的普遍需求，有了需求，中医的市场才能扩大，如此下去何愁中医不发展？然而，尽管眼下我们在千方百计地催生中医文化热，但是真正的中医文化热离我们还是很遥远。就目前社会对中医的需求现状看，中医文化有热的趋势，但远未出现热的景象。中医文化如何才能热起来？如果判断不准确，认识不到位，就会事与愿违。

1“热”是一种普遍的社会需求

虽然文化的概念很不统一，但文化作为人类痕迹的总和，一般是指“人类在社会历史发展过程中所创造的物质财富和精神财富的总和，特指精神财富”。中医文化中的“物质财富和精神财富”又有哪些呢？概括地讲，物质财富应当包括中医存世的经典书籍、医史资料、文化遗址、理论体系与临床技术等；精神财富则主要包括中医特有的思想、精神、观念。这是对中医文化内涵的大致概括，细说起来，内容涉及方方面面。中医文化热，就是社会对中医的物质财富和精神财富的认可、接受和需求，是一种群体效应，是一种社会氛围。有人说“文化就是人们关注、探讨感兴趣事物的现象和氛围。”一个人关注、感兴趣成不了现象和氛围。中医作为中华民族的文化，其“热”的表现应当是全国性的。称“世界中医热”，其涉及的范围也应当是全球性的，仅一个或几个国家热不能叫世界中医热。中医作一种传统文化，基本属于科技文化的范畴，不同于文学艺术，所以，它除了被人欣赏、认可外，重要的是被社会接受，即对它形成一种普遍的社会需求。不然，就不能称其为真正的中医文化热。

2“热”是因为中医自身的魅力

中医文化热如何才能形成，首先的条件是要当代社会普遍了解中医文化，只有了解了才有可能去认识它，才有可能对它的存在价值进行判断。对它存在的价值有了普遍肯定，才有可能被普遍接受，“热”才能自然形成。“热”是一个由内而外，由个体到群体的渐变过程，是一个由感性认识到理性认识的发展过程。“文化热的表现形式是一种思维和理论被达到广泛认可，让百姓自动自愿参与其中的社会现象。”这说明一种文化热的形成，根本在于百姓的自觉和参与，完全靠外界的推动是不能奏效的。

中医何以能热，还有一个重要的条件就是因为中医具有自身内在的魅力，有吸引力和影响力。文化名人易中天先生在其《文化大国：是否可能？如何可能？》一文中说：“文化大国的影响力，为什么会超出国界呢？我想恐怕还是因为有魅力。有魅力，才有吸引力。有吸引力，才有影响力。影响力不是硬推出来的。想当年孔子何曾漂洋过海办儒学堂？佛祖又何曾不远千里办佛学院？然而其影响力却是不胫而走，远播四海，流传至今。为什么？自身有魅力，挡都挡不住。由此可见，文化魅力，是成为文化大国的关键。”文化魅力来自哪里？易中天提出三条：一是有自己的民族精神或国家精神；二是这种精神一定有着深刻的内涵。肤浅的东西可以喧嚣一时，难以影响一世。三是这种精神一定有着出彩的形式。那么中医文化的魅力又在哪里呢？除了对中国传统文化精髓如对立统一的阴阳学说、天人相应的整体观念、相互联系的五行思想等的继承和发扬外，其独具特色的辨证论治形式和神奇的临床功效当是其主要魅力所在。中医作为科技文化，其魅力不仅在于其表达出的先进思想，更在于它服务于时代时所表现出的突出优势。历经二千年而不衰，说明中医是有魅力的。

3“热”产生于中医与社会的互动

中国文联副主席冯骥才在接受采访时说：“把文化做大做强也是一个非常没有文化的说法，文化怎么做大呀？唐诗能做大吗？小说能做大做强吗？文化只能做精做细做深。”“文化可以影响人的灵魂，滋育人的心灵，是润物细无声的，这才是文化的本质。”

“文化热”也是不能靠“做”来实现的，你可以宣传、推动，能不能热起来，还要看文化自身“化”的能力，看受众的接受程度。自古以来，中医就是通过临床实践和疗效来吸引社会、影响社会的，通过与患者的诊疗互动，在“润物细无声”中赢得社会信任的。

当下对中医文化的建设就有“做”的迹象，往往注重形式上的宣传和包装，违背了中医文化自身发展的规律。这只能喧嚣一时，不会形成长久影响。无论中医具有的先进理念还是突出的疗效优势，只有在临床通过与患者平等的交流互动中潜移默化地浸入大众的思想。也就是说，中医的魅力，百姓只能通过临床来感受。临床实践是最有说服力的，一旦感受，永久信赖。

为什么当下中医文化还没有热起来呢？是与社会的互动不够吗？不是。客观地说，是中医的魅力在减退，影响力在减弱。文化是要不断创新的，古代文化之所以与现代文化不同，就是因为文化是不断适应于自己的时代要求而发展的。科技文化尤其如此。传统中医文化在古代具有突出的魅力，是因为它符合了那个时代的普遍需求。放在今天，再“照搬过去”，就不会得到同样的效果。时代变了，文化必然也要变，不变就落后于时代，就不受欢迎，就会被边缘化。南开大学刘泽华先生认为：“中国文化复兴决不等于复兴国学，更不等于复兴儒学。旧学或曰国学在中国现代化进程中的无奈和边缘化，是历史的进步，是不以主观意志为转移的历史选择。”“中国传统文化向现代转换的实践已经表明，国学尤其是儒学，从来都是经过改造与创新之后才具有现代文化的因子，才能推陈出新，发挥其价值，与时代潮流同步。”形成中医魅力的理论体系和临床技术是否与现代社会的需求还十分地适应？有没有时代差距？这需要我们进行冷静的思考，需要做出客观的判断。只有伴随时代不断创新发展的文化，才具有不衰的魅力，才能影响社会。

中医文化建设应关注三问题

文化所指，既有物质层面的，又有精神层面的。眼下国家强调文化建设，说明只有经济强大而没有文化强大还不足以成为一个真正意义上的强国。文化，表达的是一个国家的民族风貌和民族精神，体现的是历史厚重感。对中医文化建设而言，就是弘扬中医历史传统，重修为医之道。中医文化涉及方方面面，其中有三个问题值得关注。

1 中医文化的灵魂——仁术

中医文化由中华文化派生而来。中华文化虽源于儒、释、道三家，然汉代以后，在中国历史舞台上独领风骚长达两千余年者，唯有儒学。从文化传承的视角看千年独尊儒术的原因，除其兼容并包、与时俱进的优秀品质外，便是儒家思想的核心——“仁学”所产生的深刻影响。

与之一脉相承，中医文化的核心或者说中医文化的灵魂便是“仁术”。孟子说：“恻隐之心，仁之端也”。恻隐，即对他人的不幸表现出的同情与怜悯，是仁爱思想的具体化。用“恻隐之心”来表述中医之仁术，再恰当不过了。

仁术的最高境界是什么？当如孙思邈《大医精诚》所言，无欲无求，先发大慈恻隐之心，誓愿普救含灵之苦；普同一等，皆如至亲之想。有了这样一种至高无上的精神境界，医术才能在仁爱道德的指引下成为治病救人的工具。

仁的原始之义，表达的是人与人之间的友爱关系，即爱人和被人爱。仁术，是仁与术的结合，仁是术的前提，术以仁为准则。没有了仁爱，“术”便没有了准绳，失去了约束，既可活人，也可杀人。仁术作为中医的代称，意义在于它以仁领术，二者不能分离，唯有德高艺精，才可称为仁术。

恻隐之心是人性向善的表现，是人之本性。一个连同情心都没有的人，断难生发仁爱之心。儒家说“止于至善”，便是由善发展到大爱的境界。一心赴救，普同一等，皆如至亲之想，便是医者之“至善”。

恻隐之心是对医者的基本要求，没有对患者的同情与怜悯，就不具备做医生的资格。所以，追求仁术，是中医文化建设的终极目标和根本意义所在，是中医文化的灵魂。认识不到这一点，中医文化建设就会流于形式，就会失去意义，就成为一句空话。

2 文化建设的重心——向内

不同民族有不同民族的文化，不同国家有不同国家的文化。具体到中医文化，就是中医群体一种共同的精神价值、生活方式和集体人格。那么，中医文化建设的对象就是中医自身。只有中医自身的精神价值、生活方式和集体人格得以形成，才能通过中医人的精神风貌和医学实践表现出来，才能成为中医文化。

近年来出现在中医行业的一些问题，客观分析发生的原因，排除机制因素，便是文化方面的问题。也就是说某些中医人的精神价值、生活方式和人格追求发生了偏离，远离了仁术的发展方向。所以，重新强调中医文化建设，其重心就是在中医群体中重树以仁术为核心的价值观，修正已经偏移的生活目标和人格追求。

以往在中医文化建设上，我们许多情况下是将建设的重心放在了中医群体之外，过多强调中医的对外宣传，过多注重外在形式上的东西，忽视了中医群体内在的文化培育和强化。

行业文化是针对行业内部而言的，是行业内在的东西，说到底是行业人的理念和思想。可以从社会的视角去发现自身的问题，也可以通过外部变化影响和改善自身，但文化的生成归根到底还是一种自身内在的变化，是一种“内化”。也就是说，文化作为一种品质、一种行为方式、一种集体人格，只有通过自身建设来凝聚、来提高、来塑造。

文化的影响来自于文化自身的魅力，儒家思想的不胫而走，远播四海，影响全世界，原因何在？源于儒家文化自身的魅力，源于世界对儒家思想的认可，有魅力才有影响力。所以，文化建设是由内而外的。外在的文化活动，只能热闹一时；只有内化的东西，才能影响长久。

3 文化形成的方式——沉淀

物质层面的文化，在现代条件下，可以通过建设得到快速发展；而精神层面的文化建设则不是短时间内能够见到成效的。文化建设的根本意义在于“化人”，在于构建一种共同的思想，尤其是在道德层面达成一种共识。中医文化建设的意义，即在中医行业内重新树立以仁术为核心的为医之道。

道失久矣，立也久矣。由于历史原因，被破坏的思想文化至今尚难复原。回归道德秩序，是需要时间通过精神疗治而渐渐恢复的。医疗界出现的价值观混乱，道德失范，也非一日之陷，重新修复更非一日之功。要让沉睡已久的恻隐之心重新醒来，将顽固把持的功利之心彻底驱逐，重塑仁爱之人格，必然需要一个过程。以为通过短期建设就能收复文化失地，是不现实的。

无欲无求，是针对职业而言的，是说不能利用医生职业谋取私利。这是医者恻隐之心能够长久保持的基本条件。《大医精诚》之所以将“安神定志，无欲无求”作为大医治病的第一要求提出，是有其内在逻辑的。“大医”一定是医术高明、医德高尚的人，“安神定志”是对术的要求，“无欲无求”则是对德的要求，只有无欲无求，专心于术，才能做到“发大慈恻隐之心”，“一心赴救”。应该说，无欲无求是一种境界，特别是在物欲横流的当下，达到这种境界是不容易的，是需要在中医文化建设的过程中逐渐修行内化的。

我们应该明确，文化的东西不是当作口号喊的，而是要渗入到思想当中的，通过时间的沉淀最终成为一种自觉。

中医文化建设中的两对关系

加速中医文化建设的进程，有两对关系必须处理好，那就是回归与创新、体制与文化的关系。这两对关系处理不好，中医文化建设就难顺利推进。

1 文化建设，“仁”要回归，“术”要创新

“仁术”是中医文化的灵魂，仁指向道德，是对医德的要求。当下对中医群体精神价值观和人格的重塑，《大医精诚》就是最好的读本。可以说，在道德修养上，古人已经为我们树立了榜样，径可照搬学习。什么是中医文化的回归？就是回归中医的优秀文化和道德传统。

所以，在中医文化建设上，特别是道德层面上的东西，历史为我们保留了丰厚的资源，稍许挖掘和整理，便足以为训。重要的是我们怎样将这些文字的东西化为我们的自觉，成为一种集体人格和行为准则。

在“仁”的统领下，如何发挥和提高“术”的作用，是中医文化建设的又一重要内容。术涉及到中医的理论建设与临床建设，面对当下“西医强，中医弱”的态势，如何提高中医的贡献率是中医文化建设需要思考的重要问题。

术的提高，需要回归，但更重要的是创新。中医的历史精华，既包括科学的理论和经验，又包括先进的思想与观念；前者需要我们认真继承和发扬，后者需要我们在实践中化为正确的指导。两者比较，后者更显其意义重要。文化所以是一种历史足迹，就是因为文化是时代的产物，因时代需求而产生，不同时代的文化有不同时代的特色，体现的是不同时代对文化的创新和贡献。

中医理论与临床发展的规律说明，社会变迁与疾病变化是中医创新的原因和动力。《伤寒论》的问世，金元四大家的创建，温病学派的形成，都显示了这一规律的客观性。在现代社会条件下，中医在应对世界范围内暴发的“非典”、“禽流感”时，也充分体现了对“术”的创新，特别是与现代医学技术的结合，使中医优势得到了充分发挥。作为科学的中医，术的发展离不开时代科学的支持与影响，离不开时代需求的推动与促进。这样才能使中医之术更适应于现代社会发展，才能由弱势变为强势，才能提高对社会的贡献率。

中医既是文化的载体，又是治病救人的工具，仁约束术，而仁又通过术来传达，没有科学的理论指导和过硬的临床技术，中医优秀文化的传播就无以凭借。大众对中医文化的感受，主要来自于临床对医者德与术的亲身体验。如果只重视精神层面的建设而忽视术的创新发展，德高而艺不精，中医便难以在社会立足。

总之，“仁”层面的道德回归是重要的，“术”层面的理论与技术创新也同样是重要的，唯有将回归与创新放在同等位置，才能使中医文化建设取得真正意义上的成效。

2 文化建设，制度是保障，根本在体制

文化建设，最终要达到的是一种文化自觉，而这种自觉是需要一个“化育”过程逐渐形成的。特别是道德，涉及的是意识形态，是要通过长期教化、培育来提升的。所以，文化需要教育，同时需要制度的约束，通过制度的规范使道德得到提升。《大医精诚》提出的医德要求，在古代只能依靠社会监督和医者自律来实现；而在今天，则需要借助于制度的建设和作用，使失范的道德得到规范。

中医文化建设的重点，就是让“仁术”在中医临床重放光芒。做到这一点，首先要用仁爱思想去影响中医群体的价值观，然后变为他们的行为准则。但是，改变物欲横流、功利至上的环境，重新树立仁爱的道德风尚，没有制度的帮助是难以实现的。

制度源于体制，有什么样的体制就有什么样的制度，如果现行的体制与当下文化建设要求不一致，也就不可能形成从根本上推动文化建设的制度，真正的文化氛围也就难以形成。

医疗体制改革已经发生明显变化，“公益性”正在成为医院发展的方向，但是在医院“资本主体化”现状没有得到彻底改变之前，文化建设的进程就不会加速，甚至阻力重重。形式的文化活动可以搞得轰轰烈烈，异彩纷呈，但能否真正沉淀下来凝聚为中医群体共同的价值观和坚定的集体人格，则是需要时间证明的。

只有重新将医疗“资本主体化”变回“公益化”，彻底摆脱经济利益对医院的影响和纠缠，医者才能在临床上真正淡定下来，才能去认真思考做医生的本分，才能设身处地去体察患者的病痛。可以说，有什么样的体制，就会有什么样的文化。没有体制的进步，就不可能有中医文化的进步。

总之，文化建设需要制度的保障，但根本在于体制。不去创造一个与文化建设相和谐的社会环境，中医文化建设就难以达到预期的效果。

为中医创新营造文化氛围

何谓“创新文化”？学术界大致有以下几种解释：①指与创新相关的文化形态，主要包括两个方面：一是文化对创新的作用，二是如何营造一种有利于创新的文化氛围。②从功能上定义，创新文化是有利于催发创新动机、提升创新能力、维持创新活动的人文生态环境；从组成上定义，创新文化是在创新实践中产生并有利于创新活动的价值理念以及相应的行为规范和工作环境的多元复合。③特指与创新实践相关的、有利于自主创新的文化形态，它是以创新价值观为核心，包括主体创新文化、制度创新文化和环境创新文化三个层次的内涵。虽然上述观点见仁见智，但核心内涵不变，那就是一种崇尚创新的价值观、制度规范与人文精神。

观当下中医发展的文化氛围，由于长期以来对一些观念的过分强调，这些观念正在对中医创新产生不利的影响。僵化和机械地贯彻和遵循这些观念，将有可能使中医难以走上创新复兴之路。创新需要理论与技术条件的支持，更需要一种崇尚创新的价值观、制度规范与人文精神。就科学发展而言，创新的人文环境有时比理论与技术条件更为重要。

分析当下中医创新发展的无力和缓慢，有必要对中医文化中倡导的一些观念和思想进行反思。

1 “唯经典是尊”导致学术批判淡化

经典理应受到尊重，因为经典具有真理性与学术权威性。中医经典理论是中医发展的源头与依据，是中医的根。《内经》、《伤寒论》等何以成为经典，是历史对它们真理性和权威性的认定。经典的巨大贡献，是历史真实，值得我们敬仰和尊重。这是我们对中医经典应持有的基本认识和态度。而如果将对经典的敬重达到极致，凡论述皆以经典为据，近经典者则是，远经典者则非，“唯经典是尊”，经典成为了至高无上的标准，中医发展也就走到了尽头，不会再有创新了。

“唯经典是尊”，会逐渐淡化对经典理论的怀疑，没有了怀疑也就不会再有学术批判。这是不正常的学术现象。唯有百家争鸣，百花争艳，才能促进学术研究的发展与繁荣。合理的怀疑，是科学活动的基本特征，合理的怀疑主义坚持科学无顶峰、无偶像、无禁区，主张科学家应具有怀疑和批判精神，不承认世界上有什么绝对权威的结论，决不未经任何分析批判而盲目地接受任何东西。中医经典既有权威性，又具有历史性；其真理性既是绝对的，又是相对的（因为很多理论尚处在假说阶段，很多原理有待验证），唯有不断质疑求真、纠正完善，才能使真理达到永恒。

缺乏学术批判的文化，不可能为中医创新营造适合的氛围，为中医催发创新动机、提升创新能力。当下“唯经典是尊”的现象，本质上是中医学术批判淡化与缺失的表现。所以，我们对待经典既要敬重，又要坚持历史认识论，用尊重与批判的双重眼光对待经典、认识经典、发展经典。唯有如此，对中医的认识才会不断深化，不断突破，不断飞跃。

2 “回归中医”助长复古之风

“回归中医”的思潮，长期以来，时显时隐，时起时伏，一直没有间断过。所谓回归中医，有人坦言：现代中医已非传统中医，中医要回到过去，回到古代，唯有如此，才能还中医之原貌。这种观点虽然是基于中医西化现象提出的，但与科学发展规律是相违背的。对这一观点的坚持，只能助长复古倒退之风。

只要承认中医是科学的，中医就一定会按照科学发展的必然趋势即规律向前发展。回归中医，就是还原中医，把古代中医原封不动地照搬到现代，这不是发展，是复制，是复古。这是把中医当作了古董，以为中医越古老才越有价值。

古董是艺术，是供人玩赏的，原样不动地收藏越久价值越高；中医是科学，是为人类健康服务的工具，需要不断地创新、发展、提高。我们不能在中医发展的过程中一遇到挫折就要走回头路，感叹今不如昔。

中医是原创科学，既有自然科学特性，又有人文科学的特点，其研究发展有其自身规律性，不可能完全遵循自然科学或完全遵循人文科学发展的路子走。中医实际走的是一条发现探索之路，每走一步，都是前无古人的；每取得一项成果，都属于原创。

还有人提出要“原汁原味地发展中医”，这与回归中医的思想一脉相承。原汁原味，也是在强调中医不能变，因为只要变就不可能是原汁原味。原汁，强调的是方法不变；原味，强调的是效果不变。中医要发展，不但方法要创新，治疗效果也要不断提高，怎么可能“原汁原味”？

无论是回归，还是原汁原味，表现的都是对中医的守旧，在这样的观念下难能创新。

3“突出特色”令技术创新屡遭质疑

突出中医特色，是中医发展进程中一再强调的。是的，中医一定要保持自己的特色，一旦失去特色，中医便不再是中医。但是，中医的特色是在发展中保持的，不发展的中医，生存已成问题，何谈突出特色？

什么是中医特色？中医特色是与西医比较而言的，简单地说，就是中医有而西医没有的。那么我们在自身发展中，采用了一些现代科学技术，甚至是采用了与西医相同的技术手段，取得的成果还能不能算是中医的？争论至今未了。

辨证论治是中医的特色，能不能用辨证论治指导用药是衡量中药的唯一标准吗？如果说它是唯一标准，那么首先就要对中药中那些针对某病设立的专用药剔除掉。客观地说，新型的现代中药制剂大多是对病不对证，它们的出现是中药研究的重大进步，因为实践证明，无论是应用方法上还是疗效上都显示出了明显的优势。

现代新型中药制剂，不仅剂型得到了改革，疗效得到了提高，更重要的是疗效机制也得到了深层次的现代科学阐释。疗效机制的现代阐释，是推动中医临床水平根本提高的内在动力。世界对中药的现代研究已经对中国的话语权、解释权、标准权形成“倒逼”，要牢牢掌控中医的话语权，就必须走中药研究与现代科学技术相结合的道路，这是中药创新发展的唯一出路。

辨证论治是中医的特色，但它是在古代科学技术尚不发达的条件下产生的，随着科学技术的发展，中医的特色也在发展变化，也就是说，辨证论治不可能永远是中医不变的特色。中医未来的发展离不开现代科学技术的支持，包括它的理论，一定会随着现代研究的步步深入而发生质的飞跃，到那时衡量中医特色的标准一定也会发生质的变化。

所以，我们要发展地看待中医的特色，不能一成不变。如果特色标准永远不变，中医就不可能有创新，只能守着过去的老样子。这样的特色是不可能长久存在下去的。

4“提倡纯中医”使中医更加封闭

什么是纯中医？是要求中医人只能固守在自己的理论和技术的圈子里发展吗？暂且不说这样做的意义如何，请问在科学与技术高度发达、学术交流频繁深入的现代，中医人能“一心只读圣贤书，两耳不闻窗外事”？

提倡“纯”，实际也是在主张中医封闭式发展。封闭式发展，既不关注科学技术的进步，也不问社会需求如何，画地为牢，自顾自地走自己的路。这样的结果只能是自生自灭。

春秋战国时期，中国形成了百家争鸣、诸子并存的局面，然汉代以降，唯有儒家在中国政治舞台上独领风骚长达两千多年，何以至此？从文化传承的视角探析儒家独尊千年的原因，得出的结论是：学术流派、学术思想的生命力很大程度上取决于其能否广泛而合理地吸纳人类文明的精华，能否使自己具有兼容并包、与时俱进的优秀品质。中医是在中华传统文化的孕育中发展起来的，然而我们的中医后人却没能继承好儒家的这一优良品质。

学科交流、学术交流，是科学发展的内在动力，也是科学发展的大趋势。提倡纯中医，中医就不能与外界其它学科进行交流，必须严实地将自己封闭起来，中医以外的东西无论多么先进和高超，一点也不能渗透进来，不然就难保其“纯”。可见，纯中医追求的不是根据社会的需求如何发展自己，而是在社会的大发展中如何确保自己的纯洁性。以这样的观念为指导，中医何以能创新？

由于近代以来中医屡遭劫难，自我保护意识增强，对一些观念不厌其烦地倡导和强调是可以理解的，但不能矫枉过正，甚或不求发展，唯保其身。中医的创新发展，必须有一个与之相应的人文环境，有了这样一个环境，才能有利于催发中医的创新动机、提升中医的创新能力。所以，在中医发展战略构想上，不但要考虑到如何保护中医，更要考虑到如何发展中医。

五　中医与西医当牵手同行

中西医因为各有长短，才有了优势互补的强烈需求，这种需求是任何力量都阻挡不了的，这是科学规律使然。

关系是建立在结构（包括实体的与非实体的）之上的，没有结构的“关系”是不存在的。深化关系认识，需要首先深化对结构的认识。关系与结构的不可分离，是中西医走向统一的内在依据。

“衷中”强调的是以中医发展为主，体现的是中医在“衷中参西”中的主体地位；“参西”则表达了中医对西医先进方法和技术的主动吸纳和必要借鉴，显示的是现代中医应有的科学态度。

中西医各自的发展与壮大除了科学技术的支持与推动外，更大的动力则来自于市场机制下的相互竞争。

如果把现代科学方法和先进工具的引进视为“西化”，那么中医就永远不能超越“三根指头一个枕头”的模式。

“和而不同”是不同民族进行文化交流的基本原则，中医与西医的交流与合作同样秉承这一原则。

中西医优势互补的目的在于促进自身的进步，变落后为先进，变弱势为强势。

对科学的发展预期很多情况下是不确定的，正因为不能确定，说明中医与西医就不一定不能通约。

中西医结合的实践标准，说到底就是以临床疗效为真理标准。中西医能不能结合，结合的科学不科学，最终要用疗效来说话。

中西医结合，只要遵循优势互补、以提高疗效为目的的原则，就不会存在“中化”与“西化”的问题。

“中西医并重”应当还包括另外一种含义，那就是对社会服务的贡献率也应当是同等的。

中西医通约的内在依据

“中西医结合”已经走过50多个春秋，但是在对中西医能否结合的问题上，学界仍然存在两种截然不同的认识：一种认为从西学东渐始，中医与西医便结伴而行，临床中不断显示出二者结合运用的优势，实践表明中西医结合符合科学规律，前途广阔；一种认为中医与西医本来就是两种根本不同的思维和理论，无论技术上如何结合，理论上不可能通约，难以走到一起。虽然说实践是检验真理的唯一标准，但中西医结合现有的临床成果还是缺乏足够说服力的。要达到认识上的统一，唯有扳倒“中西医不可通约论”才有可能实现。所以，探寻中西医通约的内在依据是十分必要的。

1 研究对象同一是中西医通约的基本前提

中医与西医分属于医学的两个流派，分别有着自己的思维方式和理论体系。但是，它们也有着共同的一面，就是研究对象的同一——关注人的健康与疾病。尽管中西医认识疾病的角度各异，研究路径有别，但由于研究对象的一致，便具有了二者走向统一的可能。

中医以宏观思维为主，西医以微观分析见长，在当代科学研究宏观与微观紧密结合的大势影响下，中西医研究必然会在某些方面、某些环节发生碰撞、发生交叉，进而出现局部的融合。这种融合必然促进中西医认识上的一致。

中医以整体为主，但也关注局部，只是在认识局部时是从整体着眼，侧重于关系，即所谓“以大见小”。西医注重局部，但也关注整体（如某些疾病在整体条件不具备时，局部的治疗就要做出必要的调整），只是西医关注整体时主要从结构上认识和把握。一个注重整体，一个注重局部；一个侧重关系，一个侧重结构，这是中西医的本质区别。但是，关系是建立在结构（包括实体的与非实体的）之上的，没有结构的“关系”是不存在的。所以深化关系认识，首先要深化对结构的认识。关系与结构的不可分离，是中西医走向统一的重要内在条件。

“研究中医”倡导的就是用现代科学方法对中医的理论原理进行阐释和深化，既有系统方法的研究也有还原方法的研究，更有二者结合的研究。中医原理一旦得到现代科学理论的阐明，中医与西医就具有了交流对话的基本条件，中医与西医的理论结合也就为期不远了。

2 中医脏腑与西医脏腑并非根本不同

我们一直在说，中医的脏腑与西医的脏腑是根本不同的两个概念，二者不能混为一谈。这种认识其实是不准确的。西医的脏腑是从解剖而言的，而中医的脏腑既有解剖的成分，又有功能的成分。既然中医也有解剖的成分，就不能说二者是根本不同的。解剖学上的吻合，是中西医脏腑理论统一的基础。

举一个常见的例子，中医治疗喘证，经常要宣肺平喘，虽然宣的是中医的肺，但最终要看解剖肺的功能是否得到改善。又如中医治疗肝着（如肝硬化），经常要活血软肝，无论中西医对肝脏的认识有多么不同，最终判断疗效时也要看解剖的肝（硬化）是否得到改善。这就表现出中医与西医在脏腑本质的认识上是有重合的。这种重合，是中西医认识脏腑走向统一的根本条件。

长期以来关于中医“肾开窍于耳”、“肺与大肠相表里”等关系的研究，其实证实的也大多是解剖水平上的脏腑关系。这种关系研究同时也是在证实中西医关于脏腑理论的统一性。

无论中医学还是西医学，脏腑理论是其核心，中西医理论的统一首先取决于脏腑理论的统一，没有脏腑理论的统一，中医与西医的统一将是困难的。

3 理论阐述存在重要交叉

中医的瘀血理论为什么对于指导西医心脑血管疾病、周围血管疾病的治疗具有突出的效果？原因很简单，因为中医关于瘀血的理论与西医的血液流变学之间具有重要的交叉。也就是说，中医对某些瘀血现象的论述，实际与现代医学说的血液成分改变和流速减缓是一致的。又如中医的津液学说与西医的水液代谢理论同样具有某些重要的交叉。

理论上的交叉，说明中医与西医在对人体生理病理认识上存在某些一致性，这为中西医理论的融合与统一奠定了基础。

4 病证结合越来越紧密

虽然病证结合长期受到传统中医的诟病，但临床实践表明，病与证不仅没有因此而疏远，反而黏合得越来越紧密。所以如此，原因大致有三个方面：

其一，现代科学条件下，只有证的认识，没有病的认识，对于疾病而言认识是不全面的。这不仅是现代社会的需求，也是科学进步的要求。现代中医临床模式由纯辨证论治向“先辨病后辨证”转换，也说明中医在主动寻求现代医学的支持。

其二，“病证结合”不只是因为能够降低疾病诊治的盲目性，更是因为中西医结合在疾病诊治中显示出的突出优势。

其三，最根本的是“病证结合”表明了中西医在疾病认识上有共通之处。中医的痰证、瘀证、津液病变，已经与西医的病有着深入的结合，辨证论治的效果可以通过现代病理和微观指标进行观察和说明。病证结合，不能简单地说仅是技术层面的结合，更有理论上的分析与思考，特别是在病的基础上进行的辨证论治，是以病的表现为根据进行的证的辨识，这些不是仅在技术层面所能完成的。病证结合，首先思考的是病与证如何结合，之后才是治疗方法的选择和应用，才是技术问题。

客观地说，中西医结合是有其内在依据的，只是这种依据还未得到深入挖掘，还未得到充分显露。可以相信，随着“研究中医”的投入和力度的加大，中西医深层的结合会逐渐展开，成果会不断增多，发展前景会更加广阔。

“衷中参西”不是“中医西化”

“衷中参西”在中医临床的普遍性，已是公认的；而对这一现象存在的合理性，中医界则有明显不同的认识。支持者认为，“衷中参西”是中西医诊疗优势的互补，是中医临床的一大进步；反对者则认为这是中医西化的严重表现，最终将使中医走向异化和消亡。两种观点针锋相对，争论不休，已经成为长期困扰中医临床发展的一个问题。不仅如此，这种分歧也直接影响到了中医政策的制定。如有的地方就曾明文规定，为了突出中医特色，中医院不须开西药，或者限制开西药；有的则反对中医院购置现代诊疗仪器，或者限制使用。作为一种管理手段，控制中医院滥开西药、滥用检查仪器是无可厚非的。如果不是这样，而是认为“衷中参西”就是中医西化，就是对中医特色的淡化与消灭，必须坚决抵制，这倒是一个需要反思的问题。

1“衷中参西”何以成燎原之势

有人说，现在的中医临床，基本上是中西医结合。这种说法虽然不准确，但却反映了一个真实的问题，那就是“衷中参西”在中医临床上已成燎原之势，既相当普遍，也难以扑灭。对于这种现象形成的背后原因，应该有以下几点：

其一，科学规律使然。科学学科的互相影响与借鉴是科学发展的基本规律。医学发展同样如此，由于研究对象和医学目的的一致性，中医与西医任何一方的飞速发展都会对另一方产生巨大的影响。今天出现“衷中参西”的普遍性，就是医学发展的必然。中医虽然有自己的发展规律，但在对人的生理病理认识上和治疗方法的研究中，一旦有新的理论、新的技术出现，无论它是西医的还是其它科学学科，只要对中医的发展和提高有帮助，中医一定会自觉地去关注和借鉴。可以说，中医在临床中参考一些西医先进技术和方法是非常自然的事情。就现在中医临床的“病证结合”模式而言，它的形成就是为了满足中医现代临床发展的需求而进行的一种中西医诊治方法的有机结合。中医的“证”是对疾病宏观意义上的把握，而西医的“病”则是对局部疾病微观水平上的认识，一个是对证候的归纳，一个是对病理的分析，二者结合，优势互补，使中医临床辨证论治建立在更为科学的基础之上。实践证明，“辨病”已成为辨证论治的必要前提，“先辨病后辨证”已成为中医临床自觉而普遍遵循的诊治原则，在西医病的诊断基础上进行辨证论治，对疾病的把握会更准确，治疗更有针对性。

其二，医生职责使然。不同的历史时期对医生的职责有着不同的要求。在古代，传统中医代表着中国医学的最高水平，医者可以将熟练掌握和运用中医理论与方法作为追求的唯一目标。今天的医学要求则与之不同了，中医除了最大限度地发挥自身优势之外，还要求了解和掌握西医的相关优势和必要的知识。举一个简单的例子：面对一个中风患者，作为一个中医内科医生对该病的现代临床中西医诊疗程序和处理原则都应当熟练掌握，这是基本的职责要求。违背了统行的诊疗程序和处理原则，就有可能造成医疗差错甚至是事故。如果你认为自己是中医医生，就可以只按照中医的要求和水平去处理，根本不必参考西医的处理方法，那是现代中医医生职责所不能允许的。面对病人的时候，医生的职责要求你首先选择最科学的治疗方法和技术，而不管这些方法和技术是姓中还是姓西。也就是说，在治病救人的问题上，首先考虑的是治疗优势而不是治疗特色。

其三，社会需求使然。社会需求说到底就是人的需求，不同时期的社会发展水平决定着不同的社会需求。古代社会发展落后，文明程度低下，大众对医学的需求相对不高，不论是急性病还是慢性病，纯粹以中医的方法诊治，以阴阳五行理论解释，不论疗效如何，病家都能欣然接受。进入现代社会，文明高度发达，医学知识广泛普及，大众医学素养明显提高，于是社会对中医的需求也有了显著不同。一个重病患者，你若不给予必要的现代仪器检查，只用传统“望闻问切”便给予断病处方，一般人是不容易接受的。同样，对于复杂的病情，仅以阴阳五行理论来满足患者的知情需求，也是远远不够的。所以，“衷中参西”也是一种社会发展对中医临床提出的新的要求。

可见，“衷中参西”表现出的普遍性，是由社会发展和科学发展规律决定的，是历史必然，无可改变。非要改变，那只能是违背规律。

2“衷中参西”与“中医西化”有本质区别

之所以有人把“衷中参西”视为“中医西化”，根本原因在于对二者的本质区别缺乏认识。稍加用心便不难看出，“衷中参西”就是以中医理论为指导，借助于包括西医在内的现代科学理论与方法，对中医基础理论及临床技术进行研究的思路与方法，强调的是以中医为中心，以西医为参考，或以中医为主，以西医为辅；“中医西化”则是中医思维模式的变异，是对中医基本理论的异化，以西代中。“衷中”表现的是以中医发展为主，体现的是中医在“衷中参西”中的主体地位。“参西”则表达了中医临床对西医先进方法、技术的主动吸纳和必要借鉴，显示的是现代中医应有的科学态度。

中医的特色和优势，要在现代临床中得到有力发展，很多情况是离不开现代西医先进技术与方法的支持的，这是我们中医界必须面对和承认的现实，因为众多的临床事例几乎天天呈现在我们眼前，已由不得我们视而不见。在全面总结临床成功经验的时候，我们也很难再绕过西医给予的支持与铺垫而只谈自己的疗效。只有正视现实，才能客观地认识到当代中医临床

“衷中参西”的科学性与必要性，才能从本质上将之与“中医西化”区别开来，才能正确地处理好中医与西医的关系。

3 “纯中医”模式难有发展

反对“衷中参西”，追求的必然是“纯中医”发展之路。从时代要求看，“纯中医”发展之路只能成为一种理想，而绝难化为现实。上面谈到的“衷中参西”的三个成因，无论是科学发展的规律，还是医生的责任，乃至社会需求，都不会成为“纯中医”发展的条件。既然生存的土壤已不存在，何谈走“纯中医”发展之路？

可以理解，提出走“纯中医”发展之路，是出于对抑制中医西化的考虑，实属无奈。其实，以“衷中参西”模式成功发展的中医院俯拾即是，如广东省中医院、洛阳正骨医院等，他们都很好地处理了“衷中”与“参西”的关系，在西医先进方法与技术的大力支持下，充分突出了中医的特色与优势，使医院不断得到发展壮大，无论社会效益还是经济效益都位于全国中医院发展的前列。洛阳正骨医院院长杜天信曾经说到：“我们不能把眼光停留在辉煌的历史上，现代医药技术的广泛应用，骨伤技术的逐步普及，使我们不能不居安思危，常备不懈，因为固步自封、墨守成规，必然带来学术地位和优势的萎缩与丧失。”是的，任何科学的发展都是开放式的，只有开放才能实现学科间学术与技术的交流，才能在相互影响与借鉴中得到同步发展而不会落伍。“纯中医”模式是封闭的，其回归传统的走向既无视社会发展，也违背科学规律。

总之，“衷中参西”出现今天这样的普遍性不是偶然的，客观地分析其内在原因与形成动力，会有利于中医临床快速而健康地发展。盲目地限制和扼杀，只能适得其反。

中医与西医有竞争更须联手

在医学发展的进程中，中医与西医是泾渭分明、水火不容的对手，还是相互影响、相互促进的合作伙伴？二者的关系不明确，势必影响中医发展思路的科学构建，影响中医发展方向的确立和发展速度的提升。

1 在市场机制下，辩证看待中医与西医的竞争

中医与西医是医学的不同学派，其明显区别主要表现在文化背景与思维方式上。二者在教育、科研和临床方面各具有自己的特色和优势，为医学的发展做出了应有的贡献。

由于二者服务与发展的领域是相同的，近代以来便逐渐形成竞争之势。特别是随着市场机制在医疗卫生事业发展中作用的增强，二者的竞争开始走向白热化。

竞争是市场机制构成的核心要素之一，竞争可以给事业发展带来强劲的动力，促使一个企业迅速发展壮大。同样，竞争也使不少弱小者在残酷的市场机制下逐渐萎缩乃至消亡。市场是无情的。

作为医学的两个学派，近年来中西医各自的发展与壮大除了科学技术的支持与推动外，更大的动力也同样来自于市场机制下的相互竞争。然而不同的是，由于中西医各自的特点和优势，形成不同的社会需求，所以竞争机制带给它们的并不是“你死我活”，而是通过激烈的竞争使二者都得到不同程度的发展与壮大。

从近年来医学研究领域的科研成果和医院临床发展规模看，虽然中医与西医在发展水平、成果数量和经济效益上存在一定差距，但纵向比较，成绩显而易见，竞争的结果是双赢。

竞争靠的是自身的优势，中医在与西医的竞争中需要扬长避短，通过不断发展自身的优势与创造优势来增强竞争能力。同时要不断开拓市场需求，通过中医养生方法和独特医疗技术的开发，增加市场的占有量和竞争力。在竞争中注重提高发展能力，消除对立情绪。

中西医发展上的差距不是坏事，正是因为有差距和不平衡，才会有竞争，才会产生赶超的动力，形成持续发展的态势。这就是市场机制所具有的积极作用。所以，辩证地看待中医与西医的竞争，不仅可以消除对竞争对手的片面认识，还会让我们心存感激，因为对手的强大，也迫使我们自己不断强大起来。

2 从学术发展的规律看，中医与西医是合作伙伴

科学发展史表明，任何一个学科或学派，从它诞生之日起就是在不断接受相关学科或学派理论的影响与支持而成长的，甚至于有的新学科就诞生于学科的交叉之中。应该说，学科与学科之间不断进行交流和借鉴，是科学发展的基本规律。

中医与西医虽属于医学不同的两个学派，但由于其研究目的与研究对象的一致性，便表现出了比其它学科更加密切的关系。所以，在近年的中医现代研究中，无论基础研究还是临床研究，都借鉴和吸收了大量西医已有的理论与方法，表现出了中西医密切的伙伴关系。这是无可非议的，这是学术发展的必然。

中医与西医虽然在思维方式上存在明显差异，但是二者在认识人体内在生理、病理变化上是一致的，就是说，无论是宏观的整体论思维还是微观的还原论认识，都是在探究人体内在的变化与联系。

中医的“司外揣内”，司外是方法，揣内是目的。如果我们借鉴了西医的微观方法，就会帮助我们更加客观深入地了解人体内部的变化，使中医的“揣内”更加具体清晰。实际上，西医也在借鉴整体思维的优势，在诊治疾病上开始追求既见树木，又见森林，注重从整体看局部，使治疗更科学准确。

思维方式、研究方法和工具，是属于不同层次的东西，当下中医借鉴西医的多是方法与工具层面的。我们在判断“中医西化”问题上，有时就把不同层面的东西混为一谈。例如中医研究中对一些现代科学方法的吸纳、中医临床对一些现代检查手段的应用，这仅仅是工具的借鉴，它不能置换你的思维方式，也改变不了你的理论。

工具是受理论与思想支配的，思维方式不会因为应用工具不同而被改变。因此，如果把现代科学方法和先进工具的引进视为“西化”，那么中医就永远不能超越“三根指头和一个枕头”的模式。

此外，文化差异也不应当成为科学交流的障碍。“和而不同”是不同民族进行文化交流的基本原则，科学的交流与合作同样秉承这一原则。中医与西医虽然产生于不同的文化背景，但这并不影响它们作为自然科学而进行交流，不影响它们对人的生命现象进行共同的探索与研究。毛泽东同志高瞻远瞩提出的中西医结合方针，以及这一决策为社会带来的贡献，足以说明中医与西医之间的合作是一条正确的医学发展之路。

可以说，包括中西医在内的一切自然科学学科，其交流与发展是不受任何文化影响的，文化只能促进科学的发展而不可能成为科学发展的障碍。

总之，中医与西医，是对手更是伙伴，不同条件下表现为不同的关系与角色。但是，无论是对手还是伙伴，结果是一样的，那就是共同发展，永远双赢。

中西医结合“三原则”体现的是科学精神

坚持取中西医两者之长，坚持开放包容，坚持实践标准。这三个坚持是国家卫生部王国强副部长在中西医结合学会成立30周年纪念大会上，为中西医结合的今后发展提出的三项原则。其实，这“三项原则”不仅是中西医结合今后发展要坚持的，也是中医、西医今后发展要坚持的，因为这三项原则体现的是一种科学精神，只要从事科学研究，就应当坚持这些原则，具备这种精神。

1 取中西医之长，体现的是先进性原则

中西医结合之所以能够在众多非议伴随下坚持走到今天，且结合越来越密切，贡献越来越显著，根本动力何在？就在于两者的优势互补。所谓取两者之长，也就是取两者之优势以达到互补。

从科学研究的角度看，优势互补体现的是科学研究的先进性原则。科学研究的目的在于探索真理，不断向真理逼进。而优势互补就是将先进的研究方法和手段进行科学结合，以形成更具优势的方法和手段，只有如此才可能推动科学的进步。

中西医优势互补，表现在方法论上是系统观与还原论的互补；在病情判断上是宏观证候与微观病理的互补；在治疗方法上是整体调节与局部改善的互补，等等。辨证地看，没有两者之长，就不会有二者的互补；因为存在互补，说明两者各有所

短。所以，取两者之长，就是为了各补自己之短，变落后为先进，变弱势为强势。

当下的一些中西医结合，因为没有真正取两者之长，只是形式上的中西医两法或两药的结合，没有达到优势互补，所以，未能体现其先进性。

“优势互补”是需要科学分析和论证的，需要科学的理论指导，不是简单的对号入座。之所以非议不断，也是因为中西医结合在某些情况下过于随意，甚至是泛滥。

可以说，中西医结合的目的就是为了在诊治方法上变短为长，先进性则是衡量中西医科学结合的标准。

2 坚持开放包容，遵循的是基本科学规律

开放包容本来就是科学研究的基本特征。开放，是对外而言，表明研究体系不封闭；包容，是对内而言，表明自己海纳百川的学术态度。科学研究的发展进步，学科之间的相互交流、渗透和借鉴，既是其规律也是其动力。一个学科的发展，没有了与相近学科的交流，没有了相互之间的支持和帮助，就会远离科学的基本规律，也一定不会有生命力。

中医与西医是医学的两个分支，学科属性最为相近，两者之间的开放包容度也应该是最大的。关于中西医结合，学术界仍然存在较大的认识分歧。其实，对科学的发展预期很多情况下是不确定的，对待中西医两者的融合问题也同样如此。正因为不能确定，说明中医与西医不一定就不能通约，而且当下的结合又呈现出良好的发展趋势，所以我们不要急于下结论，要留出足够的时间让大家去研究、去探索，最后让事实来评判。过早和过多地干预二者的结合，不仅会影响和阻碍医学的交流和发展，也说明我们在对待科学的态度上缺少足够的开放性和包容度。

当然，开放包容既然是一种科学精神，就不可能失去科学标准。也就是说，在中西医结合上，一定要严格按照科学原则和逻辑进行。对于那些违背先进性原则的结合，甚至是结合泛滥，则是不能包容的。

3 坚持实践标准，主张的就是真理标准

曾有不少人认为，中医所以西化，很多情况是因为中医结合的不断扩大造成的。这是一个事关中西医结合发展的问题，如果认同以上观点，就等于承认中西医结合的发展是有限制的。科学的探索是自由的，对真理追求也是无止境的。限制科学的探索就等于阻碍对真理的探索。如果承认中西医结合是科学的，其发展就不应当受到制约。中西医结合科学与否，实践是其唯一标准。

中西医结合的实践标准，说到底就是以临床疗效为真理标准。中西医能不能结合，结合的科学不科学，最终要用疗效来说话。包括先进性问题，最终也是要用疗效来证明的。中西医结合的疗效标准，要求不仅有疗效，而且要求疗效要达到最佳水平。如果疗效并没有因为两者的结合而得到提升，这种结合是不具有先进性的。

提出实践标准，可以消除一些无谓之争，避免空谈，把中西医结合的研究引向实践，在实践中研究，用实践去验证。包括“中医研究”与“研究中医”之间的争论，同样可以用实践的标准去衡量。有没有对中医发展有所贡献，以及贡献大小，都可以用疗效来说明。

总之，中西医结合的三项原则，就是要求我们在科学研究中要坚持科学精神，严格按科学规律办事，用真理的标准去检验我们的成果。

重新认识“中西医结合”的医学价值

在反对中医西化的同时，“中西医结合”也受到了诸多非议。在全国中西医结合学会成立30周年之际，重新认识中西医结合的医学价值，对于中西医结合模式的巩固和发展具有深远的现实意义。

1 优势互补，提高疗效

医学的根本价值何在？追问的同样也是医学存在的根据是什么。一句话，医学的根本价值就在于防病治病、保护人类身心健康。具体到临床中西医结合，其价值就是追求疗效最佳。从中西医结合发展30年的历史看，这一方向一直未改变。

中西医结合模式发端于西医学习中医，而中西医的优势互补，则是中医临床自觉向西医学习和借鉴的动力。正是这一深在的动力，使中西医结合成为了一种不可阻挡之势。

实践证明，现代中医临床许多重大疾病的诊治，没有现代检测技术的支持，就难以判断其病理变化与疗效；甚至有的疾病离开现代检测技术的帮助，就无法科学拟定治疗方案。同样，过去某些纯粹用西医方法治疗因为不良反应而影响疗效的疾病，通过中西医结合方法使问题得到了解决。事实说明，不少疾病采用中西医两法比单纯西医或单纯中医一法疗效明显提高。

追求疗效最佳，是医学的根本目的之一。中医与西医都是治疗疾病的工具，将两者结合应用以提高临床治疗水平，是中西医共同的愿望。

2 相互学习，共同进步

优势互补，是中西医结合的动力所在。如何做到科学的优势互补？只有一条路，就是中西医之间的相互学习，唯有通过相互学习才能充分认识彼此的优势与不足。初始的西医学习中医，为中西医结合模式的形成奠定了基础，没有当年的“西学中”，就难有今天的中西医结合队伍，也难以取得今天这般骄人的成绩。

但是，既然是相互学习，不仅要西医学习中医，也要中医学习西医。作为一种医学发展的方式，中西医结合不可能只要求西医学习中医，也不可能阻止中医向西医学习。西医学习中医，是从西医的角度研究中医，进而发现中医的长处，吸取中医的优点；而中医学习西医，则是从中医的角度研究西医，进而发现和吸收西医的长处和优点。站在自己的角度观察对方，才会发现对方的长处和优点，才能针对自己不足吸取别人所长。

所以，不论西医向中医学习，还是中医向西医学习，都是中西医结合的重要途径。中医向西医学习，就是学习他们利用现代科学技术发展的成熟经验，吸取他们的先进成果。不学习就会封闭，就会远离科学发展的轨道，就会落后于时代。

只要遵循优势互补、以提高疗效为目的的原则，就不会存在“中化”与“西化”的问题。为了疗效水平的提高，有时以中医方法为主，有时以西医技术为主，都是正常的。认为以西医为主就是“西化”，以中医为主就是“中化”，那是教条主义。

3 走向融合，实现完美

中西医之间所以要优势互补，是因为各自都存在不足和缺陷，都不完美。中西医结合的最终目标就是要通过两者的优势互补，逐渐走向融合，形成一个高于中医和西医的相对完美的医学。所谓相对完美，就是在防病治病上较之于西医和中医，理论更先进，疗效更显著，方法技术更科学，不良反应更小。

达到这个目标，中西医结合还有很长的路要走。特别是在中医与西医的基础上形成一种更先进、更科学的理论，需要长期、大量的实践探索和经验总结。至少50多年的实践已经证明，中西医结合是一条通向这一理想目标的科学道路。我们要少一些争论，少一些纸上谈兵，把评判的权力交给实践。只要有信心，坚持研究探索，就一定会有收获，会有进步，就会离完美的目标越走越近。

“中西医并重”的另一含义

“中西医并重”，是我们国家对待中西医发展的一贯主张，我们通常的理解就是在事业发展中将中医与西医放在一个同等位置来对待，包括国家政策支持和经济投入，不偏不倚。应该说，在这一方针的指导下，中医发展得到国家的扶持力度越来越大，中医的社会地位不断提高。但是，“中西医并重”应当还包括另外一种含义，那就是对社会服务的贡献率也应当是同等的。中西医并重，首先是地位的平等，而地位的赢得只靠国家的扶持是不够的，根本的是要通过提高自己对社会的贡献率来赢得。日前卫生部王国强副部长在“两会”接受记者采访时说得好：中医药系统要处理好“有为”和“有位”的关系，有作为，才能有地位；有了地位，就要有更好的作为。

1 中西医并重，中医首先要强起来

当下“西医强中医弱”的态势是客观存在的，之所以不断地强调“中西医并重”，也就是因为中医一直处在弱势地位，中医当下发展还需要国家的大力扶持。中西医并重，要以地位同等为基础，地位悬殊就难做到真正意义上的同等对待。所以，中医要尽快强盛起来，通过自身的发展，使自己获得与西医同等的社会地位。

中医要强，就要首先明确什么是导致“中医弱”的根源。自从西学东渐，西方医学在中国迅速发展，很快超过中医发展步伐，逐渐形成“西医强中医弱”的态势。说到底，是社会需求的差距定位了中西医在中国的不同地位。在文化巨大差异的东方，西医何以能够进入并占领中国大块市场？除了社会需求，其它原因都不是主要的。那么又是什么让中西医的社会需求发生如此大的改变呢？这应当是思考“中医弱”形成原因的根本入径。文化可以影响人的生活、信仰和思维方式，但对科学的向往、对真理的寻求有时又不受文化的限制。科学是无国界的，无论是西方还是东方，工业化时代对任何一个国家来说迟早是要发生和经历的。西医所以能在中国形成需求，现代科学的支持是关键所在。

所以，中医的强盛，除了要继承好自己的传统精华之外，重要的是要与现代科学相融合，借助于现代科学的强有力支持，使中医得到创新发展。很难设想，一个与现代科学不相容的科学学科，仅靠自己的能力而能超越别人的。王国强副部长提出：“中医药还要讲“包容”，善于学习融会理论新知，借鉴先进技术方法，为中医药创新发展服务，不断加快走向世界步伐，让世界上更多的人受益于中医药。”这里说的“包容”，

就是要求中医药不要闭关自守，要走开放发展的道路。

2 中医的强盛，只能通过“有为”来体现

中医强盛，中医才有地位。怎么看中医的强盛？那就要看中医是不是“有为”，即中医对社会服务的贡献率是不是明显提高。不能为社会提供较多的服务，中医就不能说自己是强盛的。说“西医强中医弱”，根据就是中医对社会需求的满足程度较西医为低。

中医是一个伟大的宝库，但不能仅停留在认识上，需要通过实践，通过对社会服务来体现。只有将这句话变为真正的现实，化为对社会服务的巨大贡献，中医的社会地位才会得到快速提升。国家的扶持和投入，是要帮助和促进中医的发展，如果我们不能有相应较快的发展和飞跃，不能对社会做出较大的贡献，国家扶持和投入的力度再大也难以改变中医的地位。

中医药事业发展的政策环境和社会环境越来越好，同样也对中医药发展形成一种“倒逼”态势：一是社会各界和人民群众对中医药的需求和期盼越来越高，二是世界对中医药的研究发展对我国形成巨大挑战。如何将这种“倒逼”转化为主动，关键要看中医自身的发展。什么时候，我们的发展不再需要国家的扶持和投入了，说明我们中医真的强大起来了，“中西医并重”作为一种保护性政策也就不再需要了。

六　特色的根本就是一种优势

特色是不是优势，首先要看在临床实践中能不能得到老百姓的欢迎。老百姓不欢迎，再突出的特色也成不了优势。

中医疗效，是一块走向世界的敲门砖，疗效达不到相当水平，世界大门就难以敲开。仅靠个案得来的疗效，说服力是远远不够的。一些世界性的疑难病症，如果能在中医临床中获得普遍性的疗效，即便是疗效机制不清也会被世界接受的。

有些传统文化为什么失传？除了保护不力的原因之外，更有时代需求下降的问题。

当医学进入一个全新时期，连同大众都在用现代标准审视健康与疾病的时候，中医仍然坚持仅以证为标准，是不能满足现代社会需求的。

我们真正缺少的不是治未病的理论，而是疾病预防实践中可靠有效的方法。能创制出与西医预防疫苗相抗衡的中医方法来，那将是中医药发展的重大突破。

中医治未病市场主要不在医院之内，而在整个社会之中。坐在医院狭小的空间坐而论道，难担“治未病”之大任的。

中医理论的不严格不能完全怪罪于中医自身，更多的原因则是因为现代科学对中医理论解说乏力。

中医的伟大之处在于它能够在二千多年前便创建了许多光辉灿烂的思想，但是，观念的先进，思想的科学，并不说明其理论的成熟。

国家对青蒿素归属的确认，其意义不在于荣誉之争，而在于对中药乃至中医之研究方法的确认。

一方面要中医院保持“廉便验”的特色，一方面又要医院“创收自给”，身处两难之中，何以两全？

中医优势需要多视角评价

“中医的优势”是一个事关中医发展的大问题，虽然经常被提到，但未必都能说清楚。什么是中医优势？有人说是中医具有的自身特色，有人说是中医表现出的临床疗效，从不同的角度去审视，就会得到不同的答案。评价中医优势，需要多视角分析。

1 百姓视角

中医同西医一样，根本任务是为人类健康服务。中医的优势在哪里，首先要看老百姓的评价。在谈中医发展时，我们一直在大力强调中医特色。的确，中医的许多优势是从特色中产生的，然而，特色并不完全等同于优势。特色是不是优势，首先要看在临床实践中能不能得到老百姓的欢迎。老百姓不欢迎，就不会有社会需求，再突出的特色也成不了优势。

我们在认识上一直存在一个误区，即把与西医的不同，看成是中医自身的优势。“不同”只能成为特色，是不是优势，要看它在医疗实践中的作用和地位。而其作用和地位，则是通过其服务对象的感受反映出来。

从当下百姓需求的视角来看，中医突出的优势就是“廉、便、验”。老百姓所以喜欢中医，除了文化的因素，根本原因就在于中医治病具有价廉、方便、灵验的特点。没有了这一优势，中医也就没有了在老百姓中立足的根本。

如果老百姓看病的手续越来越多而变得不方便了，医疗费用越来越高而变得难以承受了，临床疗效因为利益驱使、简单求快而不再像以往那么灵验了，中医“廉、便、验”的优势也就不再存在了。

没有了“廉、便、验”，老百姓还能喜欢你什么？在西医的强势竞争面前，没有了优势就等于没有了市场。

曾经有人提出，不要再将“廉、便、验”当作中医优势来提倡，因为强调“廉”，中医的技术收入与西医的差距越来越大，甚至使一些中医特色技术受到临床的冷落。需要强调的应当是大力提高中医临床治疗技术的价格。

这是一个现实问题，但是，它的解决不能以牺牲中医的优势为代价，中医优势一旦没有了，带来的损失不仅是收入问题，危及到的恐怕是中医的生存。

所以，保护中医，首先要保护中医的优势，特别是那些独有的特色优势。

2 世界视角

从世界对中医的需求看，中医受欢迎的程度越来越高。说“世界中医热”，也主要基于这一点来说的。受欢迎，说明中医在世界诸多医学门类中有优势可言。中医是中国传统文化的重要组成部分，中医的养生思想和保健方法所以能够走出国门、风靡世界，这与中国传统文化对世界的深刻影响息息相关。

中国传统文化中所蕴含的一些中国式的科学理念，正在越来越多地被世界所喜欢和接受，而这些科学理念在中医养生保健、却病延年方面得到了充分体现，所以中医也越来越多地被世界所喜欢和接受。基于这一逻辑，世界对中医的欢迎，更多的是在文化层面。与西医相比，丰富的传统文化内涵恰恰是中医独有的优势。

中医学中的阴阳学说、五行学说、气学说以及中和思想，都是中国传统文化的精髓所在。从文化层面大力宣传中医，是中医走向世界的重要途径之一。

文化影响一向是世界各国推动政治、经济、科学走向世界的重要手段，只要中医学中的科学理念和基本思想对世界形成影响，并逐步在异国土壤中扎下根，中医在世界的需求就会发生变化，就会使需求由文化层面逐渐延伸到技术层面。

客观地说，中医技术层面的世界热还远没有形成，中医走向世界的各种壁垒尚未出现根本性松动。这除了文化背景的因素之外，与中医在现代科学层面的揭示不够密切相关。

中医走向世界，首先要与世界形成对话，并在世界对话的平台上拥有绝对话语权。目前的情况是，中医学现有的理论表述，尤其是一些原理的阐释，尚不能与现代科学进行核心的、全方位的对话，这直接影响了中医学整体走向世界的进程。

中医的疗效，是一块走向世界的敲门砖，但是，疗效达不到相当水平，世界大门就难以敲开。仅靠个案得来的疗效，说服力是远远不够的。例如，一些世界性的疑难病症，如果能在中医临床中获得普遍性的疗效，并且屡试不爽，即便是疗效机制不清也会被世界接受。而眼下能够达到这样水平的疗效还不多。也有一些报道说糖尿病治愈率多高，乙型肝炎治愈率多高，但其疗效很难得到普遍性的重复。疗效说得再好，重复性差，就难被认可。

从世界视角看中医，不仅能让我们了解自身优势，也能发现中医走出国门需要的条件。我们要对“世界中医热”有一个客观、冷静的认识，要知道从“世界喜欢中医”到“世界接受中医”尚有很长的路要走。

3 科学视角

既然我们承认中医是科学的，就应当用科学的标准去审视中医的发展。当然，就科学的标准而言，有普遍性的，也有特殊性的。中医与西医不同，不能完全用相同的标准去衡量和要求。但就科学的本质来说，应当是相同的，那就是应用先进的科学方法，通过不断的探究、分析，使所认识到的自然现象得出更合理的解释与说明，使其更具有可靠性、准确性和预见性。

辨证论治，之所以一直被视为中医的最大优势，在于其具有整体把握、动态调整、因人而异等科学内涵。这也是中医生命力不衰的重要原因之一。但是，由于辨证论治的复杂性和经验性，以及临床量化水平的限制，熟练掌握辨证论治技术则需要一个相当长的临床实践过程，需要不断地摸索、领悟和总结。这直接影响了疗效的稳定、技术的传播和成果的推广。

中医的配伍原理有其相当科学的成分，通过科学配伍组成的方药，自古至今一直在临床上发挥着确实的疗效。但是，越来越多的临床事件表明，这种配伍原理并不能保证用药的安全性；发生了用药安全问题，也很难单纯用中医的传统药性理论做出令人信服的解释。世界为什么喜欢中医而又难以接受中医，这是症结所在。

有些传统文化为什么失传？除了保护不力的原因之外，更有时代需求下降的问题。社会对中医的需求，除了文化方面的，更多的是因为它同西医一样，都是治病救人的工具。作为工具，应当随着时代需求变化而不断发展、完善和创新，唯有如此，才能成为时代需要的工具。

辨证论治、配伍原理等这些中医科学元素是需要不断研究发展、不断提升其科学水平的，只有科学水平的不断提高，才能使中医优势得到保持和发扬。

对科学的认识，目前中医界存在着科学主义、伪科学和反科学三种错误思潮。“科学主义”过分夸大科学的力量，认为科学无所不能，中医的任何方面都能用现代科学的方法、手段进行研究和解答，以现代科学的标准去衡量中医的一切，进而将现代科学不能解释的东西视为不科学。

“伪科学”，则把已经被科学界证明不属于科学的东西当作科学或把没有科学根据的非科学理论或方法宣称为科学，如前期一些“神医”宣传的一些东西。

而利用科学产生的一些不良后果或科学的缺陷来否定科学的价值，如利用中药中毒事件来否定中医，则是“反科学”。这三种错误思潮，是我们当下进行中医现代研究时需要注意的。

用科学的视角来审视中医，不仅可以让我们自觉运用科学的态度来看待中医的优势与不足，更可贵的是能让我们以科学的精神去不懈地探究中医、发展中医。科学的本质说明，科学不仅是系统的知识体系，更是一种探究活动。

总之，视角不同，对中医优势的评价也不同。“横看成岭侧成峰，远近高低各不同”。变换视角，可以让我们对中医优势有一个更客观、更全面、更准确的把握。

正确认识中医特色下的短板

西医的优势是显而易见的，那么中医的优势呢？客观地说，我们在很多情况下是把中医的特色当作优势来看待的。优势是通过比较而呈现的，中医的优势也只能通过与西医的比较才可以看到。如果中医的特色没有形成“压倒对方的有利形势”，就不能称其为优势。理性看待中医特色与优势之间的距离，正确认识中医特色中的短板，才能自觉推动中医特色向优势发展，最终把特色变为优势。

1 短板一：“治未病”特色下的预防方法不足

“治未病”，是中医学的重要组成部分，也是中医学重要特色之一。在《内经》、《伤寒论》中，“治未病”都是被作为重要理论来论述的。可以说，治未病理论是世界关于预防医学的最早阐述。但是，在疾病预防实践中，中医的治未病特色并没有形成明显优势。

客观地说，虽然中医治未病学说远远早于西医的预防理论，但是其发展则是落后于西医的。仅就西医的预防疫苗接种而言（尽管有说它起源于中医），就使许多疾病从儿童起便可得到终生免疫，抛开其对社会的巨大贡献不说，单就其预防方法的简单和有效而言，中医始终没有创制出与之相抗衡的方法和药物来。

当下中医“治未病”研究风势正劲，但是我们还是把更多的精力用在了理论研究上，真正的方法研究、药物研究仍然没有得到应有的重视和投入。其实，在治未病方面我们真正缺少的不是理论的东西，而是疾病预防实践中可靠有效的方法。

如果我们也能创制出与西医预防疫苗相抗衡的中医方法来，那将是中医药发展的重大突破。

也许有人会说，中医药在非典防治中发挥了重要作用，足以说明它的先进性。我们希望的是，能在更多的疾病预防上，都能证明中医治未病的先进性。唯有如此，才能体现中医治未病的优势。

治未病，重在未病先防，而不是已病防变。治未病的主要目的是让人不生病或少生病。所以，中医治未病的主战场应在医院之外，在整个社会大众。如果中医能够创立一些有效的方法或药物，使更多的疾病得到有效预防而不再发生，那么，它对社会的贡献将是巨大的。

在古代，中医传统的治未病方法为中华民族的疾病预防作出了重要贡献，步入新的时代、面对新的社会需求，如何将中医治未病特色转化为人类社会疾病预防新的优势，则是需要我们不断研究思考并付出极大努力的。

2 短板二："辨证论治"特色下的新药创制薄弱

最近有权威人士说，在160亿美元的国际中药市场总额中，中国只占有3%－5%的份额。其实这个数字已经多少年来都没有变化过。据说，日本在六神丸基础上研制的救心丸，一年的产值就有1亿多美元。中国占有份额小，关键因素在于我们具有高科技含量的中药制剂少，仅靠中药原材料出口是不会带来较大经济效益的。

中国是中药大国，是中药的源头，为什么中药发展却不及后来的日本、韩国和欧洲？有人分析说这与科技发展水平有关、与科研投入有关、与创新能力有关。但更为关键的，是辨证论治指导下的"重法轻药"影响了中药新药的创制。

辨证论治作为中医学的重要特色，无人怀疑；它在某些重大疾病的治疗中表现出的突出疗效，也是有目共睹。但是，从当下整个社会需求看，以辨证论治为主要方法的中医临床对社会的贡献度与西医相比具有相当差距。已有的调查数据表明，有病愿意看中医的人数仅为30%左右。

辨证论治，虽然对应的是理法方药，而其过程中被重视的还是证候的辨识和法则的确立。认为有了法则，方药也就在其中了。所以，中医在经验的总结上是“重法轻方”的，所谓“师其法而不泥其方”，主张“方随证变、法无定方”。

既然“方随证变、法无定方”，方总是变来变去，所以认为创制新药也就没有太大的意义了。由于这一思想的指导，不仅历代名方受到冷落，新方也没有多少人去重视。难怪我们的一些历史名方束之高阁，无人问津，而经常被人家改头换面作为新药出售了。

辨证论治是中医临床的基本特色，但是，一些现代创制的新药，如青蒿素、复方丹参滴液、清开灵注射液等，广泛应用于临床并发挥着巨大作用也是不争的事实。这就说明，不断提高临床辨证论治水平固然重要，中药新药的研究开发同样不可忽视。如果能够开发研制出更多像青蒿素、复方丹参滴丸等这样一些通过简单的辨证，或者按照临床适应证就能应用的药物来，这将是中药研究的巨大进步。

应该认识到，疾病是千变万化的，但也有恒定的方面，正因为既有变也有不变，才使临床有规律可循，才有“效不更方”之说。上述新药在现代临床发挥出的显著作用，足可以说明中药在疾病的一定阶段内是可以对症应用、效不更方的。

辨证论治的灵活性是其特色，而“重法轻方”则是其不足。变“重法轻方”为“法方并重”，在不断创立新法的同时也有相应的新药诞生，才能使中医特色完全转化成优势。

3 短板三：“宏观思维”特色下的微观研究缓慢

宏观思维，是中医区别于西医的根本特色之一。它的特点在于把疾病放在人这一整体中去考量，从整体的外在变化中去判断和调整疾病的阴阳虚实。但是，从现代疾病的发生原理看，疾病的发生发展是需要一个过程的，疾病由里而外的反映也是需要一定时间的，甚至是较长的时间。临床已经表明，有许多疾病发展到有证可察时，病情已经比较严重，甚至已经失去了救治的时机。

“有诸内必形诸外”，是中医依靠外在证状进行宏观诊治的内在逻辑根据，但是完全依靠外在证状进行宏观辨治，今天看来对某些疾病是不科学的，因为不少疾病通过现代科学仪器的检测完全可以在其萌芽时期被发现，并得到及时治疗。

所以，强调宏观思维，不能忽视微观世界的探索研究。“见微知著”不仅要关注外在证候变化之“微”，更要关注内在病理变化之“微”。

古代不能通过解剖去发现机体内在的变化，只能通过舌、脉的变化来了解机体内在可能的气血运行情况。现代科学技术为我们提供了先进的研究条件，可以深入到机体内部从细胞分子水平去观察研究机体最初始的变化。了解人体微观世界的变化，可为宏观思维提供更早期、更细微的依据。

中医理论的发展迟缓、中医原理的模糊不清，与中医微观研究缓慢发展有着根本的联系。加强现代科学下的微观研究，不仅能丰富宏观思维，更为中医理论的发展提供支持。

疾病产生于人体，要了解疾病的全部过程，就要先了解人体的生理病理全部过程。只有在对人体全面深入了解的基础上，才能全面深入地认识和把握疾病的变化。

总之，中医优势来自于中医特色，特色只有通过不断发展完善才能形成强势。善于发现短板，不断弥补短板，中医特色就一定能发展成为优势。

“治未病”要树立大市场观

一个养生“大师”倒下，又一个养生“大师”出现，“大师”的不断得逞，除了让我们看到“大师”的伪装越来越逼真、招数越来越高明之外，还让我们看到了什么？那就是大众对养生保健表现出来的前所未有的渴求。

不仅如此，更让我们从这种普遍的社会需求中欣喜地看到了中医“治未病”思想已经深入到全社会，已经走进了普通大众。

为了适应现代社会的发展，无论是工作学习、打拼天下，还是退休在家安度晚年，人们已经普遍认识到有一个健康的身体是多么的重要。于是，无论男女老少，养生保健便成为了人们不约而同的需求。

社会这一根本性变化深刻提示我们：中医“治未病”市场已经形成，中医“治未病”战略急切需要重要调整。

1 抢占市场，时不我待

从一个个“大师”贯用的手法看，中医是他们共同使用的招牌，而很少有人拿西医说话。这说明中医的养生思想深受普通大众所喜爱，说明中医在治未病市场具有绝对的优势。

大众之所以喜欢中医，更深层的原因在于中医治未病理念脱胎于中国传统文化，喜欢中国文化的中国大众自然对中医的养生思想情有独钟。所以，统领和主导治未病市场非中医莫属。

中国“治未病”这个市场很大，中医不去占领，“大师”们就一定去占领。中医如何主动肩负起统领这个市场的重任，是需要急切研究的问题。中医不可袖手旁观，让出这个市场供“大师”们去制造“神话”。这需要主管部门的参与，需要一定的政策支持。如果将这个市场经营好，不仅可以迅速提高大众的健康水平，减少国家对医疗卫生的投入，也给中医发展带来巨大生机。

2 冲破医院局限，树立大市场观

治未病对普通大众而言，主要就是养生保健，而养生保健一般是不需要进医院的。也就是说，中医治未病市场主要不在医院之内，而在医院之外，在整个社会之中。中医再也不能坐在医院这个狭小的空间坐而论道，仅仅限于医院门内是难担“治未病”之大任的。

所以，现实要求我们重新调整视野，需要冲破医院局限，树立大市场观，把全社会的普通大众纳入我们治未病的范畴之内，这是中医面临的一个新课题。

如何在整个社会开展治未病工作，需要一个大思路，需要从一个大视角去思考，这将是一项事关中医优势发展的创新性工程。

3 先理念教化，后方法指导

大众需要养生保健，必须先有一个正确的思想指导。为什么“大师”们能不断制造一个个养生神话，说明大众对中医养生还没有形成一个正确的理念，缺少一个基本的认识，尚不能对养生方法做出正确的判断与选择。所以当下的任务是，尽快为普通大众建立一个正确的养生理念。

理念教化，既是中医科普工作者的工作，也是临床工作者的任务，需要从不同的途径对普通大众进行教育指导。尤其需要重视的是，我们的各种媒体在普及中医养生保健知识时都要帮正忙而不要帮倒忙，越是大众媒体越要严格把关，不要成为“大师”的摇篮。不客气地说，一些媒体开办的一些大众栏目，没有起到应有的宣传教育作用，没有尽到作为媒体应尽的社会责任。

4 重视养生保健，意义不亚于医改

医疗体制改革的意义，简单地说就是为了实现人人享有基本医疗卫生服务的目标，提高全民健康水平。但是，深化医疗体制改革是一项涉及面广、难度大的社会系统工程，是一项十分复杂艰巨的任务，需要经过长期艰苦努力和坚持不懈的探索，需要政府大量的经济投入，才能逐步建立符合我国国情的医药卫生体制。

而养生保健，则没有像医改那样复杂艰巨，且成本低、投入小。但它的意义则不亚于医改。首先，通过养生保健，可以使许多重大疾病免于发生，可以使已有疾病加快康复和延缓发展，减少人民因疾病造成的痛苦；其次，可减少或减轻因疾病发生和加重带来的经济和社会负担。许多发达国家，早已将全民健康锻炼纳入国家发展战略之中。

所以，重视和加强养生保健和健康锻炼，是一项于国于民都有利的事情，国家应当像重视其它事业一样来重视它，发展它。

评价中医不能以偏赅全

或说“中医不科学”，或说“中医没有治不了的病”，都不是实事求是的评价。也正是这种不客观的评价扰乱了人们的认识，才导致社会对中医持有或信或疑的态度。评价中医不能以偏赅全。

1 中医科学与否，只能靠临床实践来证明

尽管对中医科学性问题争论的高潮渐趋消退，但中医科学与否的疑惑并没有因此从人们的思想中消失。疑惑的主要原因，在于中医理论未能从现代科学水平上得到根本证实。这是事实，但能否因此就说没有现代科学的证实，一切都是不科学的呢？

真理是科学的核心，是不是真理，检验的方法只能是实践而不是其它。中医理论的真理性如何检验，当然也要靠实践，即通过临床实践、通过疗效来证明。中医发展二千余年仍然生机盎然，不仅仅是因为文化的缘故，本质上还是因为疗效的存在。

中医疗效的获得，是因为有中医理论的指导。中医的辨证论治确实带有一定的试探性，是一个不断修正的过程，但它总是在中医理论指导下进行的。试想，如果没有理论的指导，何以辨阴阳表里寒热虚实，何以运用汗吐下和温清补消？说中医理论不科学，进而提出“废医存药”，本身就违背了科学的逻辑原则。中药的科学源于中医理论的科学，没有中医理论的科学，何来中药的科学？

真理的验证，可以通过不同的途径和方式来进行；中医真理性的验证，当下可行的方法和途径只能是临床实践，其它的论证和辨驳都是不具有说服力的。所以，对于中医科学与否问题的解答，完全以西方科学为标准是不切中医实际的，也是违背实事求是科学精神的。

2 理论不严格，是因为现代科学解说乏力

中医理论尚不严格，是公认的事实，勿庸回避。但理论不严格，是否就说明中医不科学呢？可以肯定地说，理论的严格程度与科学真假没有根本的联系。理论的严格与不严格，体现的是科学水平的高低，不说明科学还是不科学的问题。在中医科学性问题的论争中，不少观点就是以中医理论的猜测性、模糊性和笼统性为根据，来认定中医是不科学的。这是把科学与否的问题与科学水平问题相混淆了。

任何科学理论的发展，都是由不太严格走向较为严格的。严格是相对而言的，真正严格的理论是不存在的。因为真理是一个不断被认识的过程，我们对真理的认识总是有限的，总是随着时代发展而不断深入的，所以我们对真理的理论阐述也是逐渐完善、逐渐严格的。

中医理论由于时代的局限和自身的特点，一直未能在现代科学视野下得到深入阐释，在现代语境中始终带有不太严格的标签。但是，这种不严格不能完全怪罪于中医理论本身，更多的原因则是因为现代科学对中医理论解说乏力。也就是说，科学在当下还没有能力对中医理论的本质进行彻底阐明，还不能用现代科学语言进行严格表述，还需要不断地探索和研究，甚至是等待。

中医理论由不太严格走向较为严格，本质是一个对中医不断进行现代科学研究的过程，只有当中医理论中的具体原理得到现代科学水平上的认识时，理论的不严格问题才有可能得到解决。有人始终认为理论上的模糊和笼统是语言表达的问题，是概念混乱和规范化不够的问题，所以，志在从概念审定上、标准建立上解决理论不严格问题。这是个误区，因为中医的概念从子概念、孙概念即根源开始就是不严格的，在这样的表述基础上如何得到严格的概念？规范与标准同样是以不严格的理论为基础的，这又如何建立起严格的规范与标准呢？

所以，只有通过现代科学研究这一把钥匙来打开中医理论的发展之锁，仅仅限于语言或其它方面的研究都是徒劳的。

3 理念先进，并不说明理论是成熟的

中医的伟大之处，就在于它能够在二千多年前便创建了许多光辉灿烂的思想，提出了许多极具科学性和先进性的学说，如整体观念、阴阳学说、气学说、五行学说等。虽然这些学说的框架源于中国古代哲学文化，但其中赋予的医学观念和医学思想，放在当下时代，仍具有先进性。但是，观念的先进，思想的科学，并不说明其理论的成熟。中医理论的不严格，便足以说明这一问题。这就要求我们在对中医进行评价时，不应笼统而论，更不能以偏赅全。不以其理念先进而遮蔽其理论不足，更不因为其思想科学便称所有理论都是科学的。

分析中医发展缓慢的原因，因认识片面而自我满足是其中之一。甚至有人宣称，未来医学发展要靠中医。可以大力宣传自己的优势，但不能因为自己在某些方面有优势，就以为可以统领医学的发展。中医与西医是互相借鉴与支持的关系，是共同发展的关系，不存在谁统领谁的问题。如果以为自己已经处于统领地位，便不会再看到自己的不足，也不会再看到别人的长处，自己也就不会再有发展了。

中国的四大发明，是领先世界的，但是因为没有形成应有的理论，最后还是落后于别人。所以说，只有先进的观念和思想，没有完备的理论是不能满足于实践需求的。

4 无证不辨，不等于无病不治

辨证论治，之所以是中医的特色与优势，不仅在于它能因人而治，更在于它无证不辨。但是，我们不能因此将无证不辨与无病不治画上了等号。二者有关系，但远不是一回事。客观地说，任何疾病，只要有症状表现，中医都能辨出个阴阳表里寒热虚实，但是，不是所有能辨的病都能治好。远在汉代张仲景的《伤寒论》中就已经明确提出，有些病证是“不治”的。

还有一种情况，在疗效判断上也要事实求是，要把中医证候疗效与现代医学的疾病疗效区分开来，要向患者说明二者之间的不同和差距，不能将“证疗效”与“病疗效”混为一谈。因为很多疾病通过中医治疗后可以从证的表现上判断为痊愈，但从现代医学病理检查上并不能诊断痊愈。

所以，我们在向大众进行中医知识宣传普及时，有些问题是应当客观说清楚的，这体现的不仅是科学态度问题，也是诚信问题，这样做不但不能降低中医的威望，反而会赢得大众的信任。对中医疗效无限夸大，效果只会适得其反。

不论是别人还是中医自己，对中医的评价都应当事实求是，分别对待，只有客观评价才能保护和推动中医的顺利发展。

“辨证分型”不容否定

关于“辨证分型”，中医界时有争论，反对意见认为：“辨证分型”会固化辨证论治的灵活性，有违辨证论治的根本精神，不利于中医临床思维的发展。笔者以为这是对“辨证分型”的误识。“辨证分型”对中医贡献巨大，不容否定。

1“辨证分型”是对疾病基本证治规律的揭示

从《伤寒论》六经辨证下的经证、府证分治，到温病学派之卫气营血纲下的证型划分，应该是辨证分型的早期代表。辨证，即意味着分型；有辨证论治，就必有辨证分型；也只有辨证分型，才能体现辨证论治。一句话，辨证论治，就是因地因时因人分类治之；分类即分型也。

可以说，辨证分型是对中医辨证论治经验的历史总结，是中医临床疾病证治理论的结晶，凝聚的是历代中医大家的集体智慧。从病因病机，到治法方药，无不体现了辨证论治的精髓所在。可以说，某一疾病的辨证分型，就是对某一疾病基本证治规律的揭示。

教科书，是对某一学科某一专业知识的基本概括，中医教科书也同样如此。辨证分型，是中医临床教科书的基本框架，表达的是疾病辨治的基本方略，体现的是中医临床辨证论治的基本模式。

2“辨证分型”有利于对疾病证治规律的把握

认识疾病并掌握疾病的辨治，就要对疾病的证治规律有准确的把握。辨证分型，揭示的是疾病辨证论治的基本规律，把握了疾病的辨证分型，也就把握了疾病辨治的基本方略。

教科书，是以传授知识为任务，而且是以基本知识介绍为重点。所以，教科书中列举的疾病，也是基本的、常见的疾病，不是疾病的全部；同样，某一疾病列举的证型，也是疾病基本的、常见的类型，也不是证型的全部。如果教科书是对所有疾病的一一列举，是对疾病证型的一一列举，那么它也就无规律可言了。其实，也不可能做到一一列举，因为病在不断出现，证型也在不断变化。

所以，教科书中列举的证型，是典型的证型，是能够揭示疾病辨治规律的证型。也只有典型的证型，才能示人以理，教人以法。

3“辨证分型”开启辨证论治思维

说辨证分型固化辨证论治的灵活性，是毫无根据的。由以上阐述可知，辨证分型是辨证论治实践的产物，没有辨证论治就没有辨证分型。辨证分型表达的是分类治之的观念，体现的就是辨证论治的思维。所以，只有通过认识和学习某一疾病的基本证型，才能对某一疾病的辨证论治有一个基本的把握，才能开启初学者对疾病辨证认识的思维。试想，如果不对疾病进行辨证分型，不进行证型之间的辨证比较，我们将如何来反映中医的辨证论治，又能以什么方式来开启学习者辨证识病的思维？

无论“辨证论治”还是“辨证分型”，应该是20世纪50年代之后才在中医教科书中出现的，它是中医后人对历代中医大家临床经验的科学总结。可以说，新中国成立以后一代代中医人材的培育和临床大家的成长，无不受这一临床模式的启蒙和影响；他们牢固的辨证论治思维的养成，也无不得益于对疾病辨证分型的反复认识和不断强化。历史表明，辨证分型不仅没有固化辨证论治的灵活性，相反，没有辨证分型就不可能开启中医临床的辨证论治思维。

4“辨证分型”是示人辨证之活法

如果真的有人因为“辨证分型”固化了辨证论治的灵活

性，那是因为学得太死，用得不活。请问：《伤寒论》虽然列举条文几百，汤证无数，但它能否囊括天下之病证？显然不能。张仲景也没想要把天下疾病一一论述，而只想示后人辨治之活法。如果认为《伤寒论》列举的条数有漏，汤证不全，那就完全误解了仲景著述《伤寒论》的本意，大师地下有知，定会失望至极。中医教科书中的辨证分型何尝不是如此，认为此病即仅此分型，同样会使教科书的编者们失望至极。

学中医贵在活学活用，贵有悟性，能从书本中读出活理活法，如果死扣字眼，只认死理，就难以成为一名好的中医。即便是中医书籍背了一箩筐，不能活学活用，等于白忙活。

从冷落单方评“方法决定论”

单方与复方是中医方剂的基本组成，在临床具有同等重要的地位。而近年来关于中医方剂的现代研究，无论是古方还是现代方剂，多将目光集中在复方身上，似乎只有复方研究才是中药研究的根本，单方研究则受到不应有的冷落。

1 单方被冷落的原因

长期以来，在中医界始终存在一种认识，认为研究中药，就要研究在中医理论指导下的方剂配伍，研究方剂的配伍结构和配伍原理，研究方剂君臣佐使的内在联系和作用机制。配伍是中医方剂的基本特征，而体现配伍结构和原理的只有复方。单方属于单味中药，不具备配伍结构的基本特征，特别是它的现代研究，不能算是严格意义上的方剂研究。基于这种认识，单方的现代研究也就少有人关注。

2 单方与复方同等重要

提出重视单方研究问题，并非因为青蒿素获得突出医学成就奖，也非因为复方研究进展缓慢而另寻捷径，而是因为作为古往今来备受中医临床重视的单方，在现代研究中明显被冷落是不正常的，也是不利于中医发展的。

自古以来，单方同复方一样，受到临床的普遍重视和广泛应用。历览中医古籍关于单方应用的记载，可谓遍及临床各科，效验案例不胜枚举。仅明代缪仲淳《本草单方》一书就收集有明以前单方 4700 余首，涉及内、外、妇、儿及养生等 210 余种病症。现代临床单方应用仍很普遍，特别在基层和民间颇受老百姓的欢迎。说明中医单方在中医临床上具有与复方同等重要的作用和地位。

3 单方研究更具时代价值

与复方比较，单方具有自身独特的应用价值和优势。用现代眼光去审视，其临床价值和研究价值更为突出。

其一，就其临床应用而言，单方较复方更为方便，更利于观察判断其临床变化。尤其更能突出中医“廉便验”之优势。

其二，就其临床研究而言，单方的临床作用更易被发现和总结，没有复方那样复杂而难以捉摸。

其三，就其药理研究而言，其有效部位或成分的探索和考察范围较小，作用机制单纯，不存在复方中药物之间的复杂关系，新药成果更容易获得。

青蒿素的获得，严格地说，就是单方研究的成就，而复方研究达到这么高成就者还未出现。

4 不能以方法决定归属

青蒿素是不是中药，争论已久，直到今天国家权威部门已明确其归属之后，还是有人认为青蒿素的研究成功与中医关系不大，认为中医没有帮上什么忙。导致这种认识顽固不化的原因在于长期以来，不仅中医界，甚至于整个科学界亦有人认为研究方法决定研究成果的归属，即用中医传统方法研究中药而获得的成果属于中药，反之，用现代科学方法研究中药获得的成果当属于西药。青蒿素虽然是从中药中提取的，但采用的是现代科学方法，也就被人理所当然地划入了西药。可以毫不客气地说，以方法决定归属，是地地道道的形而上学。

科学是不断发展的，承认中医是科学，就应当承认它也是在不断发展的。既然如此，中医的研究方法包括中药研究在内，就不可能固定于传统方法一种而永远不变。今天国家对青蒿素归属的确认，其意义不在于荣誉之争，而在于对中药乃至中医之研究方法的确认。我们已经处在一个科学高度发达的新时代，应该用更先进的理念来看待当下的中医研究，只要是对中医理论包括中药药性理论、方剂配伍原理及中药药理的证实、深化和创新，无论采用的是传统的研究方法还是现代的研究方法，获得的成果都应姓中，这应当是毫无疑问的，也是无可争辩的。

科学无国界，科学方法作为一种工具，更不应分中西。不论什么学科的研究，什么样的方法都可以拿来为我所用。先进方法的应用，只会带来学科的发展，而不会改变学科发展的性质与方向。我们可以说“中医研究即用传统的中医思维、传统方法和经典理论去研究、传承和发展中医，而研究中医是用现代的科学技术来验证中医的正确性，”但是，无论“中医研究”

还是“研究中医”，都属于中医科学研究的范畴，决不能因为他们采用的方法不同而将二者划入不同的研究范畴，更不应将二者对立起来。

现代化不要丢掉“廉便验”

中医现代化，作为中医发展的方向是应该肯定的，因为它符合了现代社会发展的的需求。但是有一点也是客观存在的，那就是伴随着中医现代化的进程，“廉便验”的中医特色也正在逐渐褪色乃至消失，这是应当引起我们高度关注和警惕的。

“廉便验”作为中医特色，大约是在 20 世纪 70 年代提出的，那时的中医，“一把草”、“一根针”，就能解决老百姓许多病痛，真正体现了中医价廉、方便、灵验特色。这也正是老百姓喜欢中医的根本所在。为什么当下的诸多调查再三提醒，看中医的人与过去相比在明显下降，不少中医院出现生存困难。原因何在？中医“廉便验”特色消失是其关键所在。

1“廉便验”是中医的根本优势

“廉便验”作为中医的根本优势，是一个无需论证的问题，因为“廉便验”仍然是当下社会老百姓对中医的共同需求。虽然中国的经济在飞速发展，GDP 已赶超日本成为世界第二经济强国，但是中国是一个人口大国，人均收入还远远落后于发达国家的水平，仍然是发展中国家，特别是边远地区和广大农民的收入水平依然很低，还突出存在着看病难、看病贵的问题。所以，中医没有了“廉便验”，就等于没有了优势，没有了优势就没有了市场，老百姓就会远离你。

2 现代化不能“化“掉自身优势

中医院现代化建设的目的，是为了不断提高中医的诊疗水平和服务质量，使中医的优势特色得到更好的弘扬。但是，随着国家对医疗机构投入的减少，为了保证医院利益的稳定和不断增长，中医院在现代化建设的进程中也逐渐将经营收入放在了首要位置。于是，大型的贵重诊疗仪器，成为了医院增加收入的主要工具，过去不必做的检查现在需要做了，过去简单的检查现在变得复杂了，而中医的四诊则变成了摆设。患者渴望与医生交流的时间没有了，更多的时间是在排号等待和面对生硬的检查仪器。还有，过去几味药的小方变成了现在一二十味的大方，过去普遍受欢迎的针灸推拿，由于费用的一再提高，也成为了老百姓的奢望。同时，贵重的西药也成为了中医院创收的重要资源。据说，如果与西医院收费标准比较，中医院还有较大的价格提升空间。如果照此走下去，中医的优势特色就会被医院不断增长的“利益”彻底吞食干净。

中医院现代化建设的大量投入，必然导致医疗成本的不断上升，由此收费价格提高也就不可避免；而收费价格提高超出老百姓的承受水平，又必然导致社会需求降低，由此医院效益就不可能有明显增长。所以，由于这样一个非良性循环的发展，丢失的不仅是中医特色，有些中医院的生存也受到威胁。

3 中医现代化的路要走好

“廉便验”的褪色，不是中医现代化方向不对，而是路没有走好。我们在进行现代化建设的同时，没有认真地去思考当下社会对中医的需求水平，没有认真地去思考如何体现和发扬光大中医的优势特色，而是只从眼前的局部利益出发，想的是如何使利益最大化。

我们不能把中医特色消失的原因完全归结为中医院自身发展，更多的责任应该在我们主管部门和政策制定部门。说到底，我们对中医现代化的路应该怎么走还是没有弄清楚。我们一直在强调发扬中医的优势特色，在目前这样的发展状态下，中医的优势特色能得到发扬吗？一方面强调“廉便验”，一方面又要求医院创收自给，在西医院强势竞争面前，谁能做到两全其美？

可以坦率地说，没有了中医优势特色，中医现代化就不能算是成功的。所以，中医现代化的路应该怎样走，是需要我们重新思考的重要问题，不解决医院的投入问题，“廉便验”特色的回归就是一句空话。

“廉便验”与“创收自给”难两全

一方面要中医院保持“廉便验”的特色，一方面又要医院“创收自给”，身处两难之中，“廉便验”与“创收自给”何以两全？

大家知道，“廉便验”一直以来就是中医临床的显明特色和优势，老百姓所以有病喜欢看中医，除了文化的因素，根本原因就在于中医治病具有价廉、方便、灵验的特点。没有了这一特色，中医院就没有了优势，就没有了立足的根本。

当下中医的发展，国家投入在减少，医院需求在增加，资金短缺成为多数中医院发展的主要制约，唯一解决的办法就是通过不断扩大创收来增加医院收入。怎样扩大创收？眼下最有效的也是大家有目共睹的办法就是增加诊疗检查项目和提高收费价格，而其他的招数则是短期内难以奏效的。在这种不良的发展状态下，老百姓看病要经受诸多需要或不需要的项目检查而变得很不方便了，医疗费用不停地升高而感到难以承受了，医生因为创收指标的压力和利益趋使，看病快了而疗效却差了。沿着这样的路子发展，中医“廉便验”的优势何以存在？

照此下去，不仅中医的优势特色将会消失殆尽，中医院的发展也难走出困境，因为这是一条恶性循环的不归路。没有了“廉便验”，还能让老百姓喜欢你什么？在西医的强势竞争面前，没有了优势就等于没有了市场，长此以往，中医院还靠什么来发展？

过去“廉便验”之所以能成为中医的特色并得到发扬，是因为那时的中医生存环境没有像今天这样竞争如此激烈，事业发展没有像今天这样困难重重。可以说，今天“廉便验”的丢失，是中医在不良状态下发展的必然代价。重拾中医之特色，必须改变当下中医发展之模式，否则，“廉便验”与“创收自给”难以两全。

为什么很长时间以来，我们一直在强调中医院要靠发挥中医特色来发展，而结果却并不尽如人意，不仅特色没有得到应有的发扬，有的医院连吃饭都成了问题，这就是因为中医院不断增长的经济需求与中医的“廉便验”特色相背离。两者兼顾，反而两者均难顾及。实践证明，“廉便验”与“创收自给”两全的发展策略，是不现实的。

改变发展模式，就是要让中医围绕自身优势去发展，这就必须有一个足够的经济支持，有了一个足够的经济支持，才能使中医特色优势得以充分的体现，使“廉便验”回归，让老百姓满意。而这个经济支持应该由谁来承担和投入呢？应该是当下国家医疗体制改革认真思考的。

七 “证疗效”与“病疗效”远不是一回事

疾病不仅表现为外在宏观“证”的变化，还有内在微观病理的改变，仅仅限于一个层面，对疾病的认识是不全面的。同样，只有客观指标的改善而没有病人主观证候的改善，也不能算是疾病的治愈。

中医疗效的根本性提高，在于其科学水平的提升；疗效科学水平的大力提升，反过来又促进疗效水平的提高。

无论中医还是西医，疗效的稳定性是衡量疗效水平的重要指标，也是其科学水平高的体现。

在现代科学条件下，要不要对中医疗效原理中的“关系过程”进行现代科学水平上的呈现，要不要把每一因果链条进行现代科学水平上的联结，关系的是中医疗效能不能根本提高的重要问题。

无论老方法还是新技术，疗效不能提高，老百姓不欢迎，就无先进性可言。

如果中药的片剂效果普遍与汤剂相当了，或者说片剂能够代替汤剂了，中医的社会需求就会发生历史性转变。

中药的配伍是科学的，但由于对其配伍原理尚不能从现代科学水平上加以清楚揭示，就很难保证中药应用的安全性。

对中药进行现代科学研究，不是赶时髦，而是社会需求，因为我们已经不能仅用传统的配伍理论来完全解释中药所发生的众多不良反应。

评价中医疗效不能止于"以证为标准"

中医疗效就"应以证为标准"，这是一部分中医人的观点。从逻辑上看这一认识没有问题，但从认识论的角度看，就有可商之处了。

1"疗效"应是一个整体判断

辨证论治，辨的是证，治的是证，疗效判断当然也是以证为标准。在西医传入之前，也只能"以证为标准"，这是时代条件使然。西医传入之后，特别是中医临床在现代先进检测仪器的帮助下对人体生理病理有了更深入的认识之后，中医对疗效的认识则发生了深刻变化，那就是以证作为疗效判断的唯一标准是不全面的，也是不科学的。以证为标准，体现了中医发展的时代性。

医学的发展表明，疾病不仅表现为外在宏观"证"的变化，还有内在微观病理的改变，仅仅限于一个层面，对疾病的认识是不全面的。其实，"有诸内必形诸外"，已经告诉我们中医对疾病的认识早就注意到外在变化与内在变化的相互关系了。中医重视把握"形诸外"之证，目的就是为了改善"有诸内"之病变。由于时代局限，过去中医没有条件和能力直接洞察到人体内在的变化，也只能通过外在证的变化来判断疗效。

提出疗效是一个整体判断，就是说在现代条件下，疗效的评价不仅要有外在证的依据，还要有内在病理的参照，只有如此，才能对疾病的疗效作出一个准确的判断。世界卫生组织对健康是这样定义的：即机体客观疾病的消除和患者主观感觉上的正常恢复。这即是对健康整体判断的标准，也是对疗效判断的整体标准，缺少了"机体客观疾病的消除"或者缺少了"患者主观感觉上的正常恢复"，都是不全面的。

2 仅"以证为标准"已落后于时代

中医不能无视时代发展，不能以为自身具有某些与现代科学不可通约之处，便可不顾时代要求而自顾自地走自己的路。

辨证论治是中医体现自身特色的基本临床过程，证是疾病辨治的核心，同样也是疗效判断的核心。但现在的问题是，有证便是有病，而无证并不意味着无病。因为现代临床"无证可辨"而内在病理已经存在的疾病有很多，而且有些是很凶险的。由此反证，证的消除并不意味着疾病已经痊愈。真正的痊愈，必须是外在与内在的疾病征象都得到消除。

同样，在现代社会条件下，当患者被告知疾病痊愈时，总是要求能从现代检测指标上得到证实。为什么？因为仅从中医证的判断已经不能满足患者的知情需求，患者需要知道一个包括外在和内在病理情况的整体判断。

所以，仅以证为标准的疗效判断，已经落后于时代，已难被社会大众所普遍接受。继续固守这一观念，只能越来越远离时代。

《评价中医疗效应以证为标准》一文的作者认为：肺炎"当中医辨证为'肺热壅盛'时，从张仲景时代到今天，只要用"麻杏石甘汤"治疗就有效。""中医有中医可临证重复的指标和靶点，西医有西医可重复的标准，我们不能要求中医去重复西医的临床标准……"作者在这里将"肺热壅盛"当作肺炎的主要证型来辨治是对的，但以此证作为肺炎疗效的唯一标准则是不全面的，不参考西医的临床标准进行病理判断，其疗效是不能确定的。

中医与西医的思维可以不同，但既然现代检测仪器能被中医临床科学应用，那么它对疾病疗效的判断也应当成为中医的重要参考。方法都是工具，都是受思维方式主宰和指配的。不能因为这些方法首先被西医应用，它们就姓西了。只要思维方式不变，理论指导不变，中医就不会被改变。

3“证疗效”与“病疗效”不能混谈

证疗效，是以证的变化为依据；病疗效，除了证之外，还要有现代病理依据。以“肺热壅盛”作为肺炎的疗效指标，只能说明肺热壅盛这一“证”的疗效，不能说明肺炎这一“病”的疗效。为了更加科学严谨，中医临床应区分“证疗效”与“病疗效”，严格两种不同疗效标准的应用，二者不能混谈。

从认识论的角度看，证只是在一定历史条件下中医对疾病一定层面和一定阶段的认识，即对人体外在证候在时间上的宏观把握。随着历史的发展和条件的具备，中医可以从不同层次对疾病在时间和空间两个维度上进行整体认识，使之有更全面和更科学的把握。同样，中医的疗效标准，也将伴随着中医的进步而不断完善，逐渐由“证疗效”向“病疗效”过渡。

中医疗效评价应避免两种倾向

关于中医临床疗效的评价，存在两种明显不同的看法，一种坚持以证标准，一种坚持以现代检测指标为标准。两种认识代表了两种不同的思维模式，将两种标准截然分开，都是不正确的。

1 唯指标论

这里的“指标”主要指现代医学的临床影像学检查和生化检查等所得的数据。这些指标能准确反映疾病的病理变化，是对疾病状态更为客观的表达。既然现代医学的指标能准确反映疾病的真实变化，为什么不能作为中医疗效的唯一标准呢？从中医角度看，指标只是反映了疾病的局部变化而不是整体的状态。也就是说，中医对疗效的判断，不仅要看指标的变化，更要参考证候的改变。临床经常出现这样的情况，在指标得以改善时，而病人的证候不一定同步改善。更有甚者，病人指标完全正常，而证候表现却异常突出，因为病人主观上确实有病痛。又如某些手术后的病人，虽然从解剖学上看疾病已经消除，各项指标已无异常，但从中医角度看，气血失调或正气虚损远远没有得到恢复。因为疾病发展到需要手术治疗时，已经过相当长的病程，手术改善了解剖学上的病理改变，但长久的疾病影响，对机体脏腑气血已形成的严重损害，绝不会通过一个手术而在一朝一夕治愈的。

所以，指标反映的只是机体的局部的病理改变，不能完全代表机体的整体状态，尤其与病人主观感受的表达并不同步。只有客观指标的改善而没有病人主观证候的改善，不论用哪一种思维模式、从哪一个角度去看都不能算是疾病的治愈。

“唯指标论”，就是绝对以“指标”为标准，不顾患者的主观感受，偏离了“以人为本”的整体科学观。“唯指标论”是“中医西化”的典型表现。

2 唯证候论

“唯证候论”，则是对中医疗效的判断绝对以证候变化为标准，否定现代医学指标对疗效评价的科学性。

以证候变化分析疾病的进退，是中医的基本辨证方法，其科学性不容怀疑。但是在今天看来，就临床疗效的判断而言，仅以证候变化作为标准显然也是不全面的。证候是对机体气血阴阳病理变化的反映，证候的出现是由于气血阴阳的平衡被打破，证候的消除说明气血阴阳得以恢复“阴平阳秘”。“阴平阳秘”是一种动态平衡，一旦这种平衡被破坏，证候就会重新出现。从“唯证候论”观点看，证候消除就是疾病获愈。而从现代医学角度看，中医的“阴平阳秘”，并不说明西医病理上的完全改善。也就是说，在中医的“阴平阳秘”状态下，至少存在两种情况：一是与“阴平阳秘”相吻合，西医病理上也完全改善，阴阳平衡相对稳定；二是病情趋于稳定，但是西医病理尚未彻底改善，这时的“阴平阳秘”只是暂时的，平衡随时都有可能被打破。如冠心病，在其稳定期，证候表现并不明显，但是其病理改变却始终存在，如果不慎触犯，随时都可导致新的阴阳失衡，使疾病发作，证候重现。诸如此类疾病，绝不可仅以证候表现作为疗效判断的标准。

“唯证候论”的弊端在于严重脱离时代发展，对疾病的认识始终固守在中医的证候水平，最终的结果将会因对某些疾病的认识不全面、不深刻，而判断失误，甚至造成不可逆转的危证。

3“病证结合”是科学判定疗效的基础

这里的“病证结合”，是指西医的病与中医的证相结合，即在对“病”与“证”全面、深入认识的基础上去把握和判断中医的临床疗效。西医的病，可从病理实质上展示疾病的客观变化、发展趋势、严重程度，为我们判断疗效提供客观依据；中医的证，则从整体上表达疾病的消长，尤其是直接反映病人的主观感受，为疗效判断提供现象层面的依据。在“病证结合”基础上的判断，疗效更具有可靠性。

有一种观点认为，以西医的病与中医的证相结合进行辨证论治不利于中医发展，因为它容易使辨证论治的思路“西医化”。并强调中医也有自己的“病”，应当以中医的“病”为主体来进行辨证论治。我们说，在医学高度发达的时代，对疾病的把握，尤其是对那些具有潜在危险的疾病的把握（如心脑血管疾病），如果不从西医病理实质上去认识它，则很难准确了解它的病理程度与转归，难以准确评价它的疗效水平。特别是对那些病理改变一旦形成即不易恢复的疾病，经治疗后进入稳定期，可能在一定阶段证候消失，表现如常，但即使如此也不能以“痊愈”论之。因为这样的疾病随时都会因内在病理的突然变化而使病情发作。如果不从西医的“病”去认识和把握这些疾病，仅仅以证候变化为依据，且不说它的科学性如何，仅从医生的责任出发，也是与时代要求不相容的。现在的中医教育为什么也要求对西医基础知识和临床知识进行掌握，这就是医学发展对中医提出的时代要求。过去看不清人体的内在解剖与生理病理变化，是因为那时的医学水平不高，现在医学发展了，为我们认识疾病积累了丰富的理论和技术资料，特别是那些对中医发展极有帮助的技术和方法，是我们中医必须学习的。

中医确实也有自己的“病”，不过中医的“病”与中医的“证”一样，都是现象层面的，都是通过证候的变化来把握的。所以，无论从中医的“病”还是从中医的“证”进行疗效判断，都存在共同的缺陷，都缺乏对内在病理实质的客观认识。至于说将西医的病与中医的证相结合会影响到辨证论治的思路，认识是片面的。由于对西医病的认识，保证了中医的辨证论治能在深刻认识疾病病理实质的基础上进行，保证了中医疗效的判断更为客观、准确，因而避免了对疾病的误判和危险的发生。

从更高水平看中医疗效

“疗效”是中医的生命力之所在，没有了疗效，中医也就失去了存在的依据。

中医疗效靠什么来提高？实践告诉我们，仅仅依靠传统方法，中医疗效可以提高，但不可能出现根本性提高。中医疗效的根本性提高，在于其科学水平的提升，没有疗效科学水平的大力提升，疗效就不可能有根本性提高。

有一种观点长期影响着大家对中医的认识：只要有疗效，中医就是万岁的。这实际上是把疗效的“科学性”与“科学水平”相混淆了。科学因时代不同可以划分为古代科学、近代科学和现代科学，而不同时代的科学水平是不一样的。

中医是科学，因为有疗效，但是，仅仅因为有疗效而不去关注和提高它的科学水平，不去缩小它与时代需求存在的差距，中医能是万岁的吗？

疗效不是静止不变的，是一个随科学发展而发展的过程。只有不断发展的疗效才是万岁的。反映疗效科学水平的关键方面有哪些？以下四点值得我们关注、思考和研究。

1 疗效水平的稳定性

无论中医还是西医，疗效的稳定性是衡量疗效水平的重要指标，也是其科学水平高的体现。疗效水平的稳定性，体现的是疗效水平的可重复性。中医注重个体差异，强调同一种方法在不同的个体其疗效是不一样的。但也不是绝对的，因为大样本的临床观察结果表明，多人同用一法一方，疗效水平并不降低。说明个体差异是客观存在的，但不是影响疗效水平的根本方面。现在的问题是，无论是个案还是大样本研究，其成果在临床进行推广应用时多难以重复出原有的疗效水平。

曾经有人困惑地提出，几千年来历代名医为我们留下了难以计数的名方，为什么能在临床普遍应用的则不多，“名方不名”的原因究竟在哪里？这是一个长期困扰中医临床发展的问题，也是我们必须面对和解决的问题。

这里有一个根本性问题需要我们去重新认识，那就是如何看待传统辨证论治问题。我们既要看到传统辨证论治的优势，同时也要认识到它给中医临床发展带来的阻碍。辨证论治的科学性勿庸置疑，但是在它基础上产出的历代名方怎么能高效率地得到重复应用却成了一个难题。再著名的方子，如果对不上证，对临床而言都是毫无意义的。“辨证难”是名方不能高效应用的症结。

所以，要解决疗效的稳定性，首先解决辨证应用的复杂性。我们不能让辨证成为一道阻碍临床成果推广普及的坎。辨证的复杂性主要因为主观因素多，而量化的客观指标少。什么时候量化水平提高了，辨证过程变得不再复杂了，疗效的稳定性也就不再是问题了。辨证论治是中医的重要特色，也同样是中医发展的一大难题。

2 疗效原理的清晰性

疗效原理的清晰，是疗效科学水平提高的根本。“知其然不知其所以然”，这是长期以来社会对中医的一惯看法。其实这种认识并不准确。疗效是在中医理论指导下产生的，许多有效的辨治法则，就是对疗效原理的概括，不同的法则对应不同的疗效。但是有一点则是需要我们面对的，那就是原理的粗线条与模糊性，缺少严谨的逻辑过程和细节描述。也就是说，原理的关系不够客观清晰。

对此，也有不同观点，认为中医始终在讲阴阳关系、五行关系、脏腑关系、正邪关系等等，这些关系不就是在阐述事物的因果、在阐述“所以然”吗?

是的，中医的这些“关系”是在阐述“所以然”，问题是这种建立在自然哲学基础上的“所以然”是普遍性的，并不能对中医的具体原理做出应有的解释，不能对中医自身特殊规律做出具体阐述，结果仍然是“不知其所以然”。

“中国有机论思维方式总的来说在概念的形式推导方面比较薄弱……它不讲究严密的逻辑推理和体系的形成构造，忽视在宇宙万物之间存在着一系列不同的层次和过渡环节”(《科学哲学》)。因果链条不具体、不清晰，是古代科学共同存在的缺陷。

作为科学，要求的是对不同层次的规律进行具体的研究，对其间过渡环节和机制作出确切的说明。这不是把事物复杂化，而是在将事物模糊的规律更清晰地呈现出来。科学的“简明”就是建立在这种清晰的客观的关系之上的。当然，“简明”还不是“过程”研究的意义根本，根本则在于中医能在现代科学水平上得到深化和发展。

中医的疗效机理中一定蕴藏有大量的科学元素和线索，现代科学水平上的开凿和挖掘还远远谈不上，其完美的科学内核远没有得到显露。在现代科学条件下，要不要对中医疗效原理中的“关系过程”进行现代科学水平上的呈现，要不要把每一因果链条进行现代科学水平上的联结，其对中医疗效的提高、对中医理论的发展所具有的意义，是很值得我们思考的。

不同层次过渡的模糊性必然导致科学理论的人格化，如中医组方法度与君臣佐使相类比等，在这种思维方式支配下的比类只能停留在比较低的水平，并且可能是随心所欲的。就科学而言，这显然是不严格的。

3 治疗方法的先进性

中医同西医一样，作为工具，治疗方法的先进性显得极为重要。细数中医的治疗方法，除了剂型改革有所发展以外，其它的方法如针灸、推拿等，基本没有太大改变。没有开放发展的观念，便没有中医方法的改革与创新。长期以来，为了保护和突出中医特色，在对已有方法的研究发展上，大多坚持原汁原味，少有创新与突破。

面对现代科学技术的发展，真正被中医方法借鉴和利用的东西并不多。有一个问题需要我们重新认识：中医不曾有的方法，能不能用于中医临床？如果这些先进的科学方法对中医传统方法的发挥具有显著的促进与帮助作用，我们能不能用？用了会不会影响中医的“纯洁性”？对此如果没有一个正确的判断，中医方法的发展创新就难以实现。

中医原有的方法需要在实践中不断发展完善，同时根据新的社会需求也需要创制和丰富新的方法。方法的先进性，主要表现为疗效显著、应用简便及价格低廉。即便是新方法，如果疗效水平不高、应用不方便、价格昂贵，老百姓同样也不会接受。无论老方法还是新技术，老百姓不欢迎，就无先进性可言。思考中医社会需求不足的原因，除了疗效稳定性不够外，方法的先进性也是值得关注的原因之一。如果中药的片剂效果普遍与汤剂相当了，或者说片剂能够代替汤剂时，中医的社会需求就会发生历史性转变。

4 治疗技术的安全性

近年连续发生的中药中毒事件，给中医造成了不小的社会影响。古代对中药毒性的认识基本限于“十八反”之内，关注度也没有今天这样高。现代科学技术水平提高了，社会对中药安全需求提高了，人们对中药的安全关注度也就提高了。曾有权威媒体报道，因中药导致的不良反应，其严重性仅次于抗生素。不管这种结论是怎么得出来的，至少它向社会传达了这样一个信息：中药也有严重的不良反应。从中药整体而论，由于它的科技含量低，药物成分的可检测性差，因而很难确定药物的安全性。中药药品出口难的症结恐怕也在于此。有人认为，二千年来中药就是这样用的，也未见到它的不良反应在哪里。其实，在科技落后的古代，就是有不良反应，我们也不可能发现 。时代进步了，人们的安全意识提高了，如果我们仍然停留在原来的观念上，就难免被社会冷落。

治疗技术安全性的高低，体现的是其科学水平上的差距。对中药进行相关的毒理研究，是杜绝和减少临床不良反应的重要措施，无论中医界对中药实验研究的认识有多么不同，就保证药物的安全性能来说，是绝对必要的。

中药的配伍是科学的，但由于对其配伍原理尚不能从现代科学水平上加以清楚揭示，就很难对其应用的安全性予以保证。中药中毒有配伍不当造成的，但不能说中药中毒都是配伍不当造成的。所以，对中药进行现代科学研究，不是赶时髦，而是社会需求，因为我们已经不能仅用中药的配伍理论来完全解释中药所发生的一切问题。

包括针灸、推拿，同样存在安全水平提高的问题。

总之，提出关注疗效的科学水平，实际是提醒大家用更高的标准来看待中医的疗效，不仅中医要有疗效，还要使疗效水平不断提高，使其方法更先进，技术更安全。唯有如此，才能最大程度地满足社会对中医的需求，中医才是万岁的。

八　创新要听命于时代诉求

科研轰轰烈烈，临床风平浪静；成果成倍增长，疗效原地不动。科研与临床形不成互动，政府的投入就会石沉大海，百姓的热情便得不到回报。

评价医院对社会的贡献度，一是看疗效，二是看服务。医院大楼越建越高，医患距离越来越远，不是现代中医院发展的方向。

中医因为人类的需求而存在，因为人类需求的提高而发展。中医的创新，是对社会发展和时代进步的响应。

有人坚持认为用现代科学方法研究中医必然走向西化，那么穿了西装的中国人会不会变成西方人？工具与思维方式是两回事，不能混为一谈。

浓厚的文化色彩终究掩盖不了中医自然科学属性的本质，用解释事物一般规律的“阴阳学说”来说明人生理病理的千变万化，是不可能将中医研究引向深入的。

在与现代科技的对话中，中医常常表现出“失语”。疗效的无可置疑与疗效的自释无力，常常让中医陷入极为尴尬的境地。

成果如果不能转化为生产力，不能为临床发展形成动力和支持，也就失去了中医科研的意义。

随着时代的发展，优势在变，特色也在变，不变就会成为古董。

中医发展创新的两个立足点

我们天天在谈中医发展，在谈中医创新，中医发展创新立足的基本点是什么？这是一个关乎中医发展根本方向的问题。中医发展创新必须立足两个基本点：一是大力提升中医的治疗水平，一是快速提高中医的服务质量。如果我们的发展创新对这两个方面起不到促进和推动作用，任何的“发展创新”都是毫无意义的。

1 疗效上不去，发展创新就是一句空话

疗效是中医的生命力，这是中医发展千年不变的真理。中医何以要发展创新，一定是当下中医的疗效水平已不能满足社会发展的需要。只有发展创新，才能促进临床疗效水平的不断提高，才能逐步缩小与社会需求之间的差距。也唯有如此，才能保持中医发展旺盛的生命力。

这就给我们指出一个方向，中医的发展创新一定要紧紧围绕提高临床疗效来进行。如果疗效上不去，一切发展创新都将成为一句空话。

以“疗效”为标准，不难发现当下中医科研存在的诸多问题，最为突出的就是有些科研远离了“提高临床疗效”这个核心。近年来中医科研，成果累累，但临床疗效的提高却与之不成正比。可以说，中医科研投入不小，而真正助推临床疗效水平快速提升的成果则不多。

中医的发展创新，不能以科研课题的级别和成果数量为指标，要看它对临床的贡献度，看它对临床疗效的提升水平。当然，一些基础性研究不可能在短期内看到效果，但是它对临床的意义和作用应当是有预期的，是显而易见的。如果我们的科研不能立足于临床，不能立足于疗效的提高，也就失去了中医科研的本质意义。

有一种现象一定要引起我们的注意，那就是科研轰轰烈烈，而临床风平浪静；中医成果成倍增长，临床水平原地不动。这是一个很值得关注和思考的问题，如果中医科研与临床形不成互动，不能同步发展，那么政府的投入和百姓的热情就如同石沉大海，难有回应。

西医的发展靠疗效说话，中医发展也同样需要疗效说话。医学是治病的工具，唯有疗效才能证明它的先进性。西医有西医的优势，中医有中医的优势，是不是优势，最终也要通过疗效来说话。

当然，仅有疗效是不够的，还要看它的疗效水平。体现疗效水平的主要方面是疗效的稳定性、原理的清晰性、方法的先进性和治疗的安全性等。

我们应当对现阶段中医疗效的整体水平有一个客观的认识，对某些方面存在的不足有一个准确的把握，正确区别疗效与疗效科学水平之间的关系，在关注中医临床疗效的同时，也关注疗效的科学水平。

2 服务跟不上，发展创新难得百姓认同

中医对社会的服务，主要体现在医院对患者的服务。中医的发展创新，最终要体现在为患者服务的质量和水平上。看一个医院对社会的贡献度，一是看疗效水平，二是看服务质量。所以，只有疗效水平，没有相应的服务质量，社会还是不能完全认同你的。

当下医患关系紧张，除了因为看病贵问题，更有看病难问题。看病难不仅表现在供求关系的失衡上，也表现为社会对医院服务质量满意度不高上。

医院宣传中医文化，不只是为了促进社会对中医的了解和热爱，更重要的是为了营造一种医患之间的和谐氛围。医患之间和谐氛围的形成，主要靠医生的表现和主导。中医所以将医术称为“仁术”，就是在强调医生不仅要有良好的医疗技术，还要有高尚的行医德道。患者满怀信心、千里迢迢慕名而来，得到的却是冰冷的面孔和毫无耐心的敷衍，这能让患者满意吗？“幼吾幼以及人之幼，老吾老以及人之老”，古人之训言犹在耳，而实践传承却是另一番模样。中医院的硬件建设在飞速发展，服务质量的提高却在低速运行。

医院是为患者服务的，医院的一切发展创新都要关注百姓的感受，不顾百姓利益的发展创新往往会适得其反。历史上的中医所以颇受老百姓爱戴，原因就在于中医与患者之间建立了相互尊重、相互信任的关系，整个的望闻问切就是一个医患之间深入而又平等交流的过程，通过交流使医者和患者达到充分理解与信任。现在则不然，医院大楼越建越高，医疗设备越来越先进，而医生与患者的距离却越来越远。

老百姓不能认同的发展不能算是真正的发展，同样，老百姓不认同的创新也不能算是真正的创新。我们经常在说医院硬件建设取得了突破性发展，技术研究取得了革命性进步，而老百姓却没有任何感受，相反感觉看病越来越困难。当然，医学的发展不能完全以老百姓的感受作为判断的标准，但是，老百姓感受不到实惠，能说是医学发展了吗？

所以，中医要发展创新，一定要从患者的需求出发，在提高疗效水平的同时，也要大力提高服务质量，两者兼顾，齐头并进，才能体现中医真正的发展与创新。

继承与创新中医药是时代需要

在近代以来的中医发展中，有一个大家争论比较多的问题就是中医要不要继承与创新？持不同意见者观点有三：一种是重继承轻创新，一种是重创新轻继承，还有一种则认为中医已无存在的必要，何谈继承与创新？这些观点不同程度地影响和干扰着中医事业的发展。

不同观点之所以长期并存，是因为有一个根本问题一直没有彻底弄清，那就是中医继承与创新的内在依据是什么？仅从中医的科学性上来解释论证是不能服人的。

1 人类需要才是中医继承的根本理由

有了人类才有了社会，说社会需求，实际就是人的需求，有了人的需求才能推动着社会向前发展。可以说，人类需求是社会发展的根本动力，也是根本依据。

中医对人类繁衍昌盛做出的巨大贡献和曾经的辉煌是众所周知的，但他不能成为今天继续存在的理由，因为这些都是昨天之事，已成为历史，只能说明过去。

中医是科学的，尽管他还没有从古代科学中完全蜕变出来，但他具有科学的基因，需要时日的孕育、变化。但是，这也不是中医一定存在的理由，因为科学与否不是决定存在与否的根本依据。如迷信与科学是对立的，但它与科学同时存在。

是什么理由让中医一直存在并生机勃勃地走到了今天？不是别的，是人类对中医难以割舍的依赖与需求。

从文化层面上看，自古以来中国传统文化就深深地影响着中国的政治、经济与科技的发展，影响着中华民族的思想观念和礼仪言行，成为控制社会发展的根本思想。脱胎于中国传统文化的中医，其基本理念、思维模式、认识方法与其母体毫无二致。于是乎中医对人的影响如同中国传统文化对人的影响，尤其是对中华民族的影响根深蒂固，不可动摇。为什么中医的养生思想和保健方法能够走出国门风靡世界？这与中国传统文化对世界的深刻影响息息相关。中国传统文化中所蕴含的一些中国式的科学理念，正在越来越多地被世界所喜欢和接受，而这些科学理念在中医养生保健、却病延年方面得到了充分体现，所以中医也越来越多地被世界所喜欢和接受。

从技术层面上看，中医同西医一样，也是一种治病救人的工具。作为工具，中医有着与西医截然不同的治病理论与治疗方法，两者寸短尺长，各具优势。可以说，在当今的医学舞台上，中西医的优势互补，正在成为医学的最佳境界，少了谁医学都会变得不完美。尤其是当一些西医已经束手无策的疑难病证被中医一一化解时，人们真正地认识到世界医学不能没有中医。

这就是中医经历了二千年后为什么还要存在、还要继承的理由，只要人类有需求，中医就将继续存在下去 。

2 时代进步则是中医创新的直接动因

社会在发展，时代在进步，是因为人类的需求在改变、在提高。中医因为人类的需求而存在，同样，也因为人类需求的提高而发展。中医的创新，就是适应社会发展和时代进步而提出来的。

随着人类需求的不断提高，科学技术飞速发展，现代医学紧跟工业革命的进步，发生了质的飞跃。有人说，中医与西医不同，中医靠的是哲学思辨和实践经验，通过“觉”、“悟”、“司外揣内”来认识疾病，不需要“声光电”。可是现实告诉我们，“声光电”不仅迅速走进了中医的基础研究领域，也浩浩荡荡地走进了中医的临床，并成为了中医临床的重要支撑。是什么力量洞开了中医一向禁锢的大门？不是别的，是时代前进的步伐。时代的进步代表的是人类的需求，所以是任何力量都阻挡不了的。

作为文化，中医蕴含的科学理念和辨证方法在当今社会仍然是先进的；但作为治病救人的工具，与现代社会的需求和科学水平比较则是需要不断发展和创新的。发展进化是事物生存的普遍规律，不发展就只能等待历史的淘汰。

中医创新需要遵循两条原则，一条是不违背自身规律，一条是必须借助和利用当代先进的科学方法和技术。违背自身规律，创新只会导致中医的变味；不利用现代科学技术，创新就难以实现。

中医发展的自身规律是什么？首先就是适应社会需求的变化而变化。中医的理论体系、思维方式和诊治方法是中医的个性特征，但这些不是一成不变的，是要随着时代的进步而不断发展的。从内经时代到张仲景、金元四大家、温病学派，从砭石到针灸针、电针，从丸丹膏散到滴丸、针剂，从手法触摸正骨到借助X光直观对接，从传统望闻问切到现代各种先进诊断仪器的介入等等，体现的都是中医对社会需求和时代发展的适应，是中医的进步。清代以前主要是理论的发展，近代以来则主要是技术的创新。

有人坚持认为用现代科学方法研究中医必然走向西化，那么穿了西装的中国人会不会变成西方人？工具就是工具，工具与思维方式是两回事，不能混为一谈。

中医被列为国家非物质文化遗产以后，有不少人更坚定地认为中医不能改变，只能原样保护。这是一个莫大的误区。时有古今，地有南北，每一种文化现象都会因时间的不同和空间的差别而发生质或量、内容或结构的变化。每一种文化都不能脱离时代性的规定，不能与世界文化的大时代相违。列为国家非物质文化遗产是为了更好地保护它，但文化创新更是一种保护。创新可使传统文化恢复活力，提升传统文化的质量，使之成为与当代社会相适应的更高一级文明。现代西方“保守主义”的先驱、英国著名学者布尔克在他的名著《法国革命的反思录》中说：“一个国家若没有改变的能力，也就不会有保守的能力。没有这种能力，它将不免冒着一种危险：即失去其体制中它所最想保存的部分。”著名哲学家罗素在《中国问题》一书中也说：“我相信，假如中国人对于西方文明能够自由地吸收其优点，而扬弃其缺点的话，他们一定能从自己的传统中获得一种生机的成长，一定能产生一种糅合中西文明之长的辉煌之业绩。”所以说，保护非物质文化遗产，并不是自我封闭，而是在相互交流中保护自己的特色，在竞争和比较中取长补短，在求同存异中共同发展。

中医情志学研究的现代启示

从浩如烟海的文献中提炼一种学说已属不易，为一种学说发展成一个新学科而构筑一套科学的理论框架和体系则更为困难。最近读了刚出版的《中医情志学》一书，感受良多。就此书特点而言，除了理论的深刻性、系统性之外，有一点是很值得称道的，那就是它的创新性。从该书的理论标准、学术原则到研究模式、研究方法，无不表现出一种与学界以往不同的学术风格与科学态度。这一点将对中医的现代研究带来重要启示。

启示一：经典是可以怀疑的

对待中医经典的继承，我们应当持有怎么样的态度？是原样不变的继承，还是随着时代发展而不断创新？这是一直以来中医界表现出的两种截然不同的态度。两种不同的认识态度决定了两种不同的研究思路。要进行中医学术的研究，就必须首先面对和明确回答这一问题。《中医情志学》在其学术原则中则旗帜鲜明地表明了自己的态度：除了遵循创新性、系统性、发展性原则，必须坚持质疑精神。明确指出“贯彻这一原则就是要以严谨科学的精神对已有的和新提出的见解、学说进行质疑性思考：①该观点、学说、见解可信吗？是否经过科学实践的检验？②它的论证是否符合逻辑且无懈可击？③支持其论点、论证的论据是科学的？经得起验证的？抑或仅仅是前人所说，或在中医理论中人云亦云？”大胆质疑，是理论突破和研究创新的前提，是否定旧说提出新说的精神支持。斯大林在《列宁主义问题》中有一句名言：“科学所以叫科学，正是因为它不承认偶像，不怕推翻过时的旧事物，很仔细地倾听实践和经验的呼声”。

然而，对前人的质疑，一定是建立在严谨科学研究基础之上的，是经过长期的文献研究、缜密的逻辑思考、充分的实践验证后自然产生的，决不是盲目的、随意的。只有掌握了雄辩的事实及符合事实的逻辑论证之后，才敢言质疑，才能言质疑。书中提出的“肝主调控情志论假说”、“多情交织共同致病首先伤肝假说”，没有作者对古今情志理论全面而深刻的把握，没有二十年实践的探索求证，是没有勇气质疑经典的，也不可能有能力对经典理论辩证否定而提出新说的。

此书告诉我们，对待经典要持有一个科学的态度：一是敬重的态度。“经典”是中医的根，是中医发展的源头和理论依据。《内经》、《伤寒论》等所以称之为经典，是历史对其社会贡献和权威性的认定，更是对其真理性和科学价值的判断，这是我们对中医经典应有的基本认识和态度。二是求是的态度。继承经典的意义就是为现代中医发展提供有价值的理论基础和指导。作为自然科学范畴的中医学，一定也与其它自然科学学科一样，伴随着科学的发展、社会的进步而不断前进的。如果历经二千年面孔依旧，必然不能满足现代社会发展的需求。经典著作和古代各家学说都有它的历史性，它的形成和水平都受到了历史的局限，也就是说，经典理论的真理性，既有它绝对的一面，更有它相对的一面。真理的相对性告诉我们：人们在一定条件下对世界的正确认识是不完全的、近似的和有局限的。从广度上看，物质世界在时间和空间上都是无限的，任何真理都只是人们对整个物质世界一个部分、一个过程和片断的认识，特定时间和空间条件下的认识总是历史的和有限的。从深度上看，任何真理都是对该对象一定程度和一定层次的正确反映，反映的深度也是有限的，认识有待于深化。

所以，对中医经典的继承和研究，首先需要怀有一颗敬重之心，同时需要一种批判意识和求是的态度，这样才能科学地对待经典，才能用科学的方法去粗取精、去伪存真，做到辩证地否定，科学地扬弃。

启示二：科学阐释已成为可能

研究中医情志学，不仅仅是为了成就一门学问，根本任务则在于更深入地探索情志与疾病的内在联系，弄清发生规律，为防治情志病证提供更有效的理论指导。而探索情志与疾病的本质联系，必须以情志生理与病变机制研究的不断深化为基础。以阴阳学说为核心的形上研究水平，只能“唯象”地笼统地说明情志与疾病的外在联系，难以深刻地准确地揭示情志致病的内在机制。由于现有情志理论存在的不足与缺陷，以及发展上的困难，主动向现代科学问道借法也就成为必然。用现代科学方法来研究情志理论，用现代科学理论来阐释中医情志学，在《中医情志学》中得到了充分的体现。在继承的基础上，以普通心理学、心理生理学、实验心理学、医学心理学、心理医学等方面的研究成果，验证、阐明、补充、发展中医传统情志理论，成为该书一大亮点。

能不能用现代科学阐释中医，一直是中医界争论激烈而今仍未统一的一个问题。以“科学多元化”为由，将中医学与现代科学对立起来，是违背科学规律的。深厚的文化色彩终究掩盖不了中医学自然科学属性的本质，以解释事物一般规律的“阴阳学说”来说明人的千变万化的生理病理，是不可能将中医研究引向深入进而带来理论突破的。中医是具体科学，有自身的规律，不能一直在哲学层面上“自圆其说”。中医的脏腑学说、六经学说、温病学说、气血津液学说、经络学说等涉及的具体原理，只有在“形下”开拓研究并借助于现代科学的研究手段和成果方可得以阐明。刘大椿先生《科学与哲学》中的一段话说得好：“本来富有辩证意义的阴阳范畴，一旦固定为自然科学本身的解释模式，就会对科学的发展起阻碍作用，因为它诱使那些对自然科学感兴趣的人，停留在根本不能说明问题的解释上。”鉴于“中医以整体、动态和辨证的思维方式认识生命与疾病的复杂现象，但用传统概念表达的中医药理论的科学内涵难以被现代社会普遍理解和接受”，所以国家《中医药创新发展规划纲要（2006－2020）》明确提出：“在继承发扬中医药优势特色的基础上，充分利用现代科学技术，努力证实、阐明中医药的科学内涵。”中医情志学初步的研究结果已经表明，依靠现代科学理论的帮助和现代科学技术的支持，情志致病的机制将由笼统变得具体，概念、原理由模糊变得清晰，理论的解释由软弱无力变得易于接受和令人信服。可以说，用现代科学研究和阐释中医，既遵循了自然科学自身的发展规律，又符合了现代社会的普遍需求，是历史必然。

当然，《中医情志学》带给我们的启示不只是这两点，但仅此两点就足以引起中医界对现有的中医发展观念、研究思路和方法手段去进行积极的反思。情志学的创新精神不仅能影响一个学科的发展，还有可能推动整个中医理论的全面发展。

话语转型：用现代语言表述中医

中医不能在自己的土壤中消失，更不能被一直阻挡在世界大门之外。然而，普及也好，走出国门也好，都会不期而遇地要面对一个共同的问题——“话语转型”，就是说，用什么样的话语来说明中医才是最容易被接受和推广的。如果我们继续按照中医的阴阳五行来解释中医的疗效，不仅外国人听不懂，就是中国的老百姓也一样听不懂。中医要被现代社会所接受，不仅要有疗效，还要有被容易理解和接受的话语。中国的白话已走过了近百年的历史，而我们的中医还生活在古代话语中，与中医交流如同古人和现代人的对话，障碍是必然的，引发争论、受到质疑也是难免的。

1 长达百年的争论，为何至今未了

近代以来，中医遭遇长达百年争论且至今未了的原因，绝对不是中医疗效的问题，根本原因在于中医的自释乏力。在现代科学的大环境中，中医古老的话语形式和内容已显得格格不入，在解释和回答中医疗效时是那么的苍白无力。

现代社会对话语的基本要求是简明，要做到简明，一定是话语易懂，概念清晰。而中医的概念，大多来自于“类比”，由于其内涵模糊，外延不清，再加上之乎者也的话语方式，听来如坠云里雾中。这与现代科技语言的严格程度相比，显然存在时代差距。所以，在现代科学的阐述与评论中，尤其是与现代高科技的对话中，中医常常表现出“失语”状态。疗效的无可置疑与疗效的自释无力，常常让中医陷入极为尴尬的境地。

话语是说话人和受话人借助于文本或其他语言媒介进行沟通的行为，而这种沟通的思维和解读一定建立在同一个时代背景下的，也就是说，一定是与当下时代相融合的。不顾时代的变迁与呼唤而自顾自的发展，自说自话，就一定走不进新的时代。所以，当下的中医普及与走出国门，不改变中医话语，成效仍然是不能尽如人意的。

2 要将“言不尽意”转化为“言尽其意”

中医“话语转型”，就是要将中医理论的表述由古代话语转变为现代话语。唯有如此，才能达到现代人要求的“简明”，才能被现代社会所接受。我们知道，中医生成于中国的传统文化，“道”作为传统文化的核心，自然也深刻影响着中医的理论形成与意义表达。一方面，认为道是万物的本原，一切皆有道衍生；一方面，“道可道，非常道；名可名，非常名”，道的不可言说性又阻碍了我们对本体的追问。于是，“言不尽意”、“无中生有”与“立象尽意”的“道”的意义生成方式，也普遍表现在了中医的话语体系中。提倡对中医道理的“悟”，就是所谓“说者不言，读者不语，暗领神会，灵犀相通”。我们说，科学离不开“悟”，但要将“悟”的成果发展成科学理论，还需要在抽象的前提下进行严密的逻辑推理和论证。所以，我们对中医话语进行转型，一是要将“言不尽意”者转化为“言尽其意”，二是将“无中生有”与“立象尽意”者进行逻辑论证。

进行话语转型，必然要打破旧有的话语体系，必然要对现代的话语资源进行吸收整合，更重要的是要对中医旧的话语体系中的科学理论与假说进行鉴别与确认。也就是说，中医的话语转型不单纯是一个语言形式上的转变，更重要的是在这样一个转变过程中使中医理论得到科学升华。

在刚刚经历的中医大讨论中，曾经有人竭力主张中医回归传统，坚决反对对中医进行现代科学阐释，以为这样做会动摇中医的根基，是在“自乱祖宗”，把中医推向“西化”。警惕中医西化是对的，但不能矫枉过正，不然就会把刚刚开放的中医重新封闭起来。对自我民族传统的丑化和对西方文化的照搬，是一种文化病态；如果不分优劣，固守旧的东西不变，则是僵化。

将中医放在现代社会的大环境中进行观照，用现代人的需求去衡量，为的就是发现中医在现代社会中应有的优势与不足，借助于现代科学条件加以发扬和弥补。不要动不动就将对中医的现代研究看作是“无根心态”的表现，有根没根是要看对中医的精髓是否把握了和发展了，而不是看采取了什么研究形式。

3 为中医与现代科学搭建沟通的桥梁

中医话语转型的意义，不仅表现在有利于中医的普及与走出国门上，更重要的是为中医与现代科学搭建沟通的桥梁。话语是沟通的工具，话语一致就会清除交流上的障碍。中医虽然与中国的传统文化有密切联系，但它最终还是属于自然科学，所以它的发展还是主要依靠现代科学的支持。中医就是中医，不会因为借用了其它学科的技术与方法就被改变了。数学作为科学的一个基本学科，被广泛应用于许多不同的学科之中，并带动了各个学科的发展，而这些学科并没有因为应用了数学而发生异化。现代西医正在积极研究整体治疗的思想与方法，有人说这是西医在向中医学习，难道说西医就不怕自己被中医化掉吗？

无论中医话语转型也好，还是中医现代研究也好，我们一定要弄清楚被研究的对象是中医而不是别的，采用的一切方法和技术都是研究的手段和工具。如同雕塑家雕塑一件作品，采用的方法与技术有的是传统的，有的可能是现代的，但目的只有一个，都是为了使这件作品成功完成。

中医的话语转型如同雕塑一样，目的也只有一个，就是为了中医发展的更好更快。

临床贡献率是中医科研评价的核心

据知，自1978～2011年以来，中医共获得国家级、省部级科技成果960项。但是成果的转化率不高，如2008年各种科研项目共计1274项，获得发明专利总数为146项，仅占总科研项目的11.46%。中医科研的目的在哪里？肯定不是为了追求科研项目的数量，不是为了中医科研的表面繁荣。

1 提高临床疗效是中医科研的根本目的

无论基础研究还是应用研究，就中医科研来说，其目的是一致的，都是为了提高临床疗效。如果我们的科研成果逐年增加，而临床水平没有相应的提高，说明中医科研的水平或方向是有问题的。

中医的发展通过什么来证明？只有通过临床的进步，通过疗效的提高来证明。疗效是中医存在的根本依据，没有疗效的提高，即便是成果如山也毫无意义。

为了推动中医的发展，就要多出成果，快出成果。但是，成果如果不能转化为生产力，不能为临床发展形成动力和支持，也就失去了中医科研的意义。

在中医“知其然不知其所以然”这一历史难题没有得到破解之前，中医的一切只能靠疗效来说话，而提高临床疗效作为中医发展的核心，也将是不可动摇和不会改变的。

当然，基础研究对临床的贡献不是短时间内都能够表现出来，但是，它的研究指向一定是以提高临床疗效为核心的；它研究的一切，都是在为提高临床诊疗条件和水平、解决疾病的难题而提供更科学、有效的手段和理论指导。

即便是文献研究，除了看它对中医继承的贡献外，同样也要考察它对临床的贡献。如对古代名医临床经验的挖掘与整理，就要看它是否为当今临床提供了有效借鉴和指导。为了代代相传，对中医古籍的整理是必须的，但仅仅如此是不够的。文献整理只是文献研究的一个方面，文献研究的价值还应包括它对当今中医临床的指导意义。所以，不能只去看文献整理的数量，还要着重评价它对当今临床的价值。

以提高临床疗效为核心，绝不是奉行实用主义，无论中医还是西医，最根本的宗旨就是治病救人，只有通过临床的疗效水平才能体现其对治病救人的贡献。同样，中医的特色与优势，最终也是要通过临床的疗效水平来反映。

2 评价中医科研应以临床贡献率为主要指标

既然提高临床疗效是中医科研的根本目的，那么，评价中医科研就应以临床贡献率为主要指标。

中医科研同其它学科的科学研究有其共同性，但也有自身的特点，那就是突出的应用性。没有临床疗效，中医就无以立足。之所以特别强调将临床贡献率作为中医科研的主要考查指标，意义也即在于此。

在以往的科研中，我们特别注重科研的科学性，而对科研的应用性重视不够，忽视了它与临床的结合，表现出了中医科研与临床脱节的现象。也正因为如此，使得这些年来一些成果虽然级别不低，但没有在临床表现出应有的应用价值。将临床贡献率作为衡量中医科研的主要指标，就会较好地扭转科研与临床的脱节，更好地把握对中医科研的价值评估。

临床贡献率当以考查临床疗效的提高为主，同时也包括对诊疗条件、服务质量的提升与改善。以疗效为主的意义，在于

疗效是中医存在与发展的硬道理。而那些围绕提高疗效而进行的研究也是必需的，因为疗效的提高涉及到自然与社会诸多因素。但是，科研的最终指向一定不能远离提高临床疗效这一核心目标。

3 科研立项要以提高临床疗效为核心要求

如果认可提高临床疗效是中医科研的根本目的，临床贡献率是评价中医科研的主要指标，那么，我们就应当把提高临床疗效作为中医科研立项的核心要求。

把提高临床疗效作为中医科研立项的核心要求，就是为中医科研立项提出一个明确的方向，从源头上统一认识，并将其明确纳入中医科研立项的标准，从源头上把住中医科研立项的关。也只有从源头上做到了，才能真正保证中医科研不偏离以提高临床疗效为核心的方向。

据知，截至 2008 年，全国独立的中医药科研院所已有 90 个，中医专职科研队伍增加到 1.3 万余人，政府投入中医科研经费达 8.08 亿元。有这样好的科研条件和力量，如果都能集中用于以提高临床疗效为核心的科研中去，过不了多久，中医临床发展就会出现一个大的飞跃。

什么才是中医临床创新

创新是事物发展的动力源泉，没有创新就不会有发展。中医临床的发展也一定以创新为支撑，离开了创新，发展就缺少动力。但什么才是中医临床创新？有些现象反映出我们对创新的认识还不到位，远不是真正意义上的创新。认识影响实践，临床发展缓慢与认识肤浅不无关系。

1 临床创新首先是思维创新

创新是以新思维、新发明和新描述为特征的一种概念化过程。它包含有三层含义：第一，更新；第二，创造新的东西；第三，改变。无论更新、创造、改变，都不是指形式上的，而是指内在本质上的。

《伤寒论》的创新在于提出六经辨证体系，一开辨证论治之先河；金元四大家根据地域差异和疾病特点，各自提出新的学说与理论主张，发前人之不逮，应当下之需求；温病学派根据温病发生传变的自身规律，创造性提出卫气营血辨证法则，使热病论治获得有效途径。这些辨治模式和理论的创建，都是对中医理论的发明与丰富，都始于一种临床思维的创新。

中医临床以证测病、以外测内，宏观的、动态的辨证思维，是中医临床的优势。但是这些优势在新的时代需求的比照下，也逐渐显现出自身的不足，如以证测病的模糊性，以外测内的猜测性，以及重宏观轻微观，重个体差异轻群体特征等，这些不足正在影响着中医优势的巩固与发展。弥补这些不足，必须通过思维创新才能完成。

思维创新是促使事物发展发生飞跃和突破的基本前提。创新首先要能对旧有观念和理论进行反思。已有的模式和理论不能满足时代需要时，便具备了思维创新的时机。屠呦呦发明青蒿素，首先进行的就是思维创新。她以中医理论和临床为根据，又不完全遵循中医的传统药性理论，突破中医固有的思维方式，从药物的有效成分入手，大胆借鉴现代药理学理论和技术。创新的本质是突破，即突破旧的思维定势，旧的常规戒律。当然，时下仍然有人对青蒿素成果的归属持有异议，是中医的还是西医的？说明思维创新同时需要伴随着观念更新。

有一个问题是需要我们继续深思的：已有的思维模式不能满足于解决当下临床问题，特别是在新的思路与旧的常规戒律相抵触时，能不能突破固有模式？如果固守中医已有的思维方式不变，青蒿素能不能诞生？临床创新当然是以提高疗效水平为目的，以治病救人为根本，一切思维方式与手段的创新都要服务于临床需求。

在固有的思维模式中做一些无关疗效提高、无关临床发展的形式变化，那不是创新。是不是创新，一定要用疗效说话，看它对临床的贡献率。为什么中医临床科研成果不少，而能推动中医临床发展者则不多，说明科研缺少本质的创新，即原创性不够，没有形成促进中医发展的真正动力。

2 技术创新要敢于超越传统

创新是对时代发展的一种适应，是对社会需求新的满足。中医临床技术的创新一定要围绕提高临床疗效、解决疾病难题、更新治疗手段进行。临床诊疗手段、方法和药物等是创新的表现形式，本质则是诊疗水平的提高。而现在普遍存在的现象是，创新形式异彩纷呈，而少有本质上的进步。

临床技术缺少原创性的原因很多，有一点则不容回避，那就是缺少对传统的超越。仅从中医治疗方法上看，除了借鉴西医的一些新方法、新技术之外，自己创新的东西很少。作为治病的工具，拿来主义未尝不可，但是都靠拿来，那还是中医吗？为什么说中医西化严重，原因就在于拿来的多，原创的少。

西医的发展告诉我们，技术进步一刻也不能离开时代科学的发展。而中医与现代科学之间的隔膜仍然没有得到彻底消除，认识上的分歧始终影响着中医的创新与发展。我们虽然主张中医与现代科学技术相结合，但在实践中并不能放开手脚，总害怕失去中医特色。试想，如果特色落后于时代发展，没有了社会需求，其存在又有什么意义呢？

随着时代的发展，优势在变，特色也在变，不变就会成为古董。所以，从工具意义上说，中医的技术不能囿于传统之中一成不变，要在发展中超越传统，创造更多符合时代需求的新技术。我们要彻底破除长期存在的一种误识：中医与西医的区别就是传统与现代的区别。是的，中医的存在与发展需要传统的东西来滋养与支持，没有了传统，也就没有了中医之所以是中医的根据。不过西医同样也有自己的传统，因为传统不同，才使中西医相互区别，才能说明各自的存在。如果认为中医只是传统的，是与现代相对立的，那么中医就只能守在传统之中，永远不会有创新，最终成为古董被收藏起来。

中医药研究需要关注三个方面

中医药研究的正确途径是什么？至今仍然没有答案，探索仍在继续，认识上的分歧也依然如故。卫生部部长陈竺日前获得第七届美国全国癌症基金会的圣捷尔吉癌症研究创新成就奖后说：如果将这一成果作为一个案例来分析，这说明对中医药的研究需要从三方面关注：一是砷剂在白血病治疗中的确切疗效，是经过多中心对照、反复验证过的；二是运用现代科技理念阐明了药物有效性的作用机理和物质基础；三是实现了标准化。陈竺部长提出的三个关注，应该是对当下中医药研究思路与方向的启示。

1 关注临床疗效的可重复性

临床疗效作为中医药的核心价值所在，不容怀疑。怎么来认识中医的临床疗效？尤其是对疗效的可重复性问题，认识并不一致。有人认为，中医强调辨证论治，因人而异，不可能有完全相同的病（证），所以也就不可能有完全相同的方药。可以重复的是治法，而不可能有重复不变的方药。即便是在青蒿素、砷剂等给中医临床疗效带来重大发展的事实面前，人们的认识仍然没有太大的改变。

辨证论治可以因人而异，但是病（证）之所以称之为病（证），说明疾病在发展过程中是有共性和规律的。治病首先寻求的就是疾病的共性，抓住了共性，就抓住了疾病的本质。《伤寒论》中的六经辨证，一个方对应一个病，虽有变化加减，但基本方可以不变，基本方对应的就是疾病的共性（本质）。病有相对的稳定性，疗效也一定有相对的稳定性。因为有稳定性，中医疗效才能具备“多中心对照、反复验证”的条件。也只有具备可重复性的疗效，才能说疗效是确切的。

有效的方剂，不会只对一个人有效。而我们中医过多强调疾病的变化，而较少注意疾病过程中的相对稳定性。似乎只有关注疾病的动态（变），才符合中医辨证论治的特点，才能体现中医的特色。历史为我们遗留下的中医名方可谓汗牛充栋，而我们临床能继承发扬的并不多。造成这种局面的原因，与我们传统的思想指导不无关系：病无时无刻不在变化，治疗要师其法而不泥其方。随后便在中医界形成“重法轻方”的思想，导致后人研究中医多在“法”上下工夫，忽视了对“方”的深入研究。

中医临床的发展与突破，需要有更多疗效确切（可重复性）的方药支撑。而疗效确切的方药，只有通过临床“多中心对照、反复验证”后获得，这是无论如何都不能缺少的过程。

2 关注疗效机理的清晰性

中医疗效仅仅局限于传统理论水平的解释，是不能引发现代中医临床飞跃发展的。传统的阴阳学说，表述的只是宏观的和普遍的意义，而不能对医学机理和细节做出清晰的解释。中医疗效机理要不要清晰？中医界同样存在不同认识。比较突出的观点认为，宏观和模糊性是中医学的理论特点，中医不需要弄清结构和细节，中医是通过外在“象”的宏观变化来把握疾病的内在变化的。这种认识是近年来影响中医发展的重要原因之一。

观象知内，是中医不同于西医的认识方法。观象是手段，知内是目的。科学技术在发展，观象的手段也应当不断进步和发展，如果固守于传统的“阴阳观象”水平不变，何以能使“知内”更深入、更准确？“隔皮猜瓜”是古老的认知方法，说它不够科学是因为它具有一定的不确定性和盲目性。弄清疗效机理，意义就在于最大限度地减少这种不确定性和盲目性。不仅如此，弄清疗效机理，还有利于弄清疗效发生的物质基础，弄清药效成分，这是有效药物研制诞生的基本条件和基础。

现代科学方法和技术是不分中西和你我的，在对待现代科学技术的运用上，要避免两个问题：一是避免“方法决定论”，即不以采用的方法是传统的还现代的、是中医的还是西医的来决定研究成果的归属；二是避免“硬件决定论”，即看中医是不是发展了，不在于对现代技术和仪器应用了多少，而看它对中医自身的发展发挥了多大的作用。

中医的现代化，首先是中医理论的现代化。中医理论现代化的基本标志，就是能用现代科学进行理论阐述，能与现代科学进行无障碍对话。只有达到这样一个阶段，中医药研究才能充分享用现代科学成果，才能借助于现代科学的翅膀飞跃发展。

3 关注临床应用的标准化

中医临床的标准化，是体现中医科学水平的重要标志。中医临床目前采用的标准一般是中西医两套，对此也有不同认识。比较集中的观点是，中医的诊治方法不同于西医，标准也应当不同于西医，中医标准要突出中医自身的特点。

西医标准的特点在于以微观指标为主，中医标准的特点在于以宏观指标为主。在科学发达的现代，如何将微观与宏观相结合，是中医标准制定的关键点。虽然证候反映的是疾病的内在变化，但是外在证候与内在变化有时候并不一定完全符合，也就是说，证候的出现并不意味着内在病理的发生，同样，证候的消失也并不意味着疾病的根本消除。而在制定中医标准时纳入微观指标，则可以弥补中医宏观上的不足。

中医标准的进步，要体现对疾病认识的深入与完善，既要有宏观的认识，也要有微观的认识；既有外在指标的衡量，也要有内在指标的检验。一味强调传统，强调特色，而忽视科学进步与社会发展，孤芳自赏，必然是脱离实际和缺少生命力的。

九　中医的魅力源于内功

中医的魅力是中医生命力之所在，如果失去了自身的魅力，中医的吸引力和影响力就会大大衰减，甚至危及到自身的存亡。

中医基本思想的先进性和世界性，是其魅力产生的根源。临床是中医魅力展示的唯一舞台，只有在这个实实在在的舞台上，中医理论的先进性、辨证论治的科学性才能得到全面的检验和证实。

临床如果少了名医的支撑，就如同舞台缺少了台柱子，中医对社会的吸引力、影响力会大大降低。

如果没有了令人信服的疗效，就等于中医这出大戏没有了灵魂，没有了魅力。

大师之所以是大师，就一定有与之相称的大师思想、大师成就和大师声望等。只有具备这些要素，才能形成大师独有的魅力，大师的形象才能在人们心中立得起来。

大师之德所以被看重，在于大师具有非同一般的影响力；德之于中医大师尤其被看重，是因为他们肩负着治病救人的重任。

大师需要学术的积淀，需要品德的修养，需要时间的锤炼，是一个瓜熟蒂落的过程，急功近利，难成正果。没有大师一样的付出，就不可能有大师一样的收获。

做一个现代“铁杆中医”，就要肩负起坚守与发展两大重任。只求坚守不求发展必然落后时代，只求发展不求坚守可能丢掉本色。

四大因素成就中医魅力

中医何以能历二千余年而不衰？何以能广受世界的关注和喜爱？不是别的，是因为中医自身具有的独特魅力，正是这种魅力的存在，才使它具有了强大的吸引力和影响力，具有了旺盛的生命力。

尽管我们今天从科学的角度看，中医还存在着这样或那样的不足和缺陷，但从文化的角度去审视，其理论蕴含的古朴而又先进的哲学思想，实践基础上形成的整体的、动态的辨治方略，以及极具人文关怀的自然疗法和神奇的疗效等，无不折射出一种一直以来人类共同的精神向往和追求。正是这种文化所具有的先进思想和科学方法适合了人类共同的生存和健康需求，所以它便具有了自然的亲和力和吸引力，具有了其它学科无法与之相比的独特魅力。

中医的魅力是中医生命力之所在，失去了自身的魅力，中医的吸引力和影响力就会大大衰减，甚至危及到自身的生存。

中医的魅力是如何形成的？以下四个方面是中医魅力形成的关键因素。

1 理论是根基

中医理论虽然不能与自然科学十分符合，一些原理尚难用现代科学去阐释，但其中蕴含的诸多理念和思想，如天人相应的整体观念、对立统一的阴阳学说、相互联系的五行思想、动态平衡的辨证论治方法等，则是极具先进性的。通过调动人体内在的平衡机制达到保健和治愈疾病的目的，而不是强行介入和破坏人体的内环境，这一愈病观念和方法十分符合了现代人养生保健、却病延年的思想追求。同时这些观念源自中国的优秀传统文化，它不仅在国人中根深蒂固，也如同儒家文化一样传遍世界各地，因为这些理念也具有世界性。

所以，中医基本思想的先进性和世界性，是其魅力产生的根源。试想，中医如果没有了先进性，谁还能喜欢？没有了世界性，又如何走出国门？由此提示我们今天在对中医理论进行现代科学研究和阐发时，一定要保护好中医的理论精髓，通过研究和探索，使之更清晰更透彻更丰满，而不是弱化和破坏。理论精髓没有了，中医的魅力也就消失了。

2 临床是舞台

中医的魅力是通过什么来展示的？只有临床，临床是中医魅力展示的唯一舞台。

中医的先进思想和理念，不是通过单纯的说教和宣传传达给社会的，而是通过临床，通过医生与患者的交流潜移默化地传达出来的。

临床是一个实践过程，任何理论的真假都需要实践的验证和说明。只有在这个实实在在的舞台上，中医理论的先进性、辨证论治的科学性才能得到全面的检验和证实。也只有通过这个舞台，人们才能看到中医的神奇表现，才能看到中医真正的魅力所在。

张悟本、李一等神话的相继破灭，他们有一个共同的致命点就在于纯粹靠说教忽悠，没有临床实践的有力支持，所以他们的破灭是早晚的事情。

临床是中医唯一的、也是最后的魅力表现的舞台。中医能否在老百姓心中牢牢地扎下根，就看中医在临床这个大舞台上的表现如何。中医优势的展示，需要这个舞台；中医与西医的竞争同样需要这个舞台。只有临床才能证明中医存在的价值。

3 名医是主角

中医需要展示魅力的舞台，更需要展示魅力的主角，也只有工夫炉火纯青的主角才能把中医这出传统大戏唱完美。谁是主角？当然是临床名医大家。回顾历史，无论是中医蓬勃发展的鼎盛时期，还是在危难之际挽狂澜于既倒，都是名医大家起到了举足轻重的作用。临床如果少了名医的支撑，就如同舞台缺少了台柱子，中医的魅力就会锐减，对社会的吸引力、影响力就会大大降低。

所以，名医的培养是中医事业发展的大事。不要给名医成长制定一些条条框框，要按规律办事，还给他们一个宽松自由的发展环境。要像历史上的名医一样，让他们的才华表现在临床上，通过临床成就名医，也只有这样的名医才能展示出中医应有的魅力。

4 疗效是灵魂

舞台也好，主角也好，最终能打动老百姓的是中医疗效。中医如果没有了令人信服的疗效，就等于中医这出大戏没有了灵魂。

中医理论何以正确？名医何以神奇？都是因为疗效的支撑。因为疗效的存在，中医才有了立足的根据，才能屡遭劫难而不亡，屡受非议而生机依然。

所以，要使中医的魅力永葆，就要不断在中医疗效上下工夫，不断增强其疗效优势，不断提高疗效水平，在中西医的竞争中要始终有优势可言。

中医大师的魅力何在

2009年首次评选的三十位“国医大师”公布之后，“国医大师”便成为中医界最受尊敬的人。“大师”是政府授予的一种荣誉，更是国家对享有这一荣誉的人学术水平与社会贡献的肯定。

应该具备什么样的条件才可以被称之为“大师”？中医大师不是全才，求全责备，就不可能有大师。

大师之所以是大师，就一定有与之相称的大师思想、大师成就和大师声望等。只有具备这些要素，才能形成大师独有的魅力，大师的形象才能立得起来。

1 大师的思想

大师的思想可概括为两个方面，一是大师的学术主张，二是大师的学术态度。

中医大师，无论出自临床还是教学、科研岗位，都会在中医研究的实践中有其自成体系的学术思想，而且这一思想对时代中医的发展产生有重大影响。回望历代中医大家、名家，他们在自己的发展历史中都形成有自己显明的学术主张和理论观点，也正是因为他们所具有的独具特色的学术思想，才不断促进了整个中医理论的丰富和发展。

只有熟练的教学方法和临床技术，只能成为“匠”；为学术发展创新知识的，才有可能成为大师。

大师的学术态度，表现的是大师对待不同学术思想的胸怀和对待真理的科学精神。能容纳百川的学术胸怀才是大师的胸怀。

中医理论的发展同中国文化的发展有着共同的特点，都是沐浴在百家争鸣、百花齐放的学术氛围中成熟发展起来的。以探求真理为已任，一切服从于真理，是历代中医名家、大家共同的学术追求，也是当代中医大师共同具有的科学精神。真理只有一个，但在真理的探求过程中，任何的学术主张都可能是真理的胚胎，以已之见过早地否定和肯定他人的学术观点，都不是大师应有的品格。

当今世界科学知识飞速增长，大师也会有知识空白点。对待青年中医学者的学术研究，大师一定是热心呵护和积极支持的，甚至有时还要虚心请教于自己的学生。以为自己是站在了学术的最前沿，是学术领袖，唯有自己的观点是最正确的，于是目空一切，唯我独尊，这不是大师的风范。

2 大师的成就

中医大师应具有怎样的成就？不是论文的数量，也不是科研项目的多少，而是他们对中医临床和中医理论发展的贡献。当下中医界一些人之所以是名人，是因为他们主持的科研项目多，发表论文多，学术兼职多。终日忙忙碌碌，跑项目，赶会议，奔走于东南西北，少有时间潜心于学术研究。这样的“大家”虽不少见，却难有被学界广泛认可者。

在了解和认识三十位国医大师时，我们不难发现，除了他们广被敬重的理论建树与临床贡献外，没有太多的科研项目和虚名在身。通往中医大师之路，不在于你有多少外在的东西，而在于有没有属于自己的理论建树和突出的临床贡献。

学术贡献和临床贡献，体现的就是大师的社会贡献。社会贡献，不是看论文和成果数量的多少，而是看它们对中医学术进步和临床发展有多少推动作用。

3 大师的门生

老师是相对于学生而言的，没有学生也就不存在老师，大师也一样 。所不同的是，围绕在大师身旁的，一定是一些研究型的学人。他们因为崇拜大师的思想而来，以发扬大师的学术为追求，非以功利为目的。所以大师门下一定是人才济济，不乏中医栋梁之材。

现在有一种现象则不然，报考老师的研究生，老师的学术造诣不在其要，重要的是老师有没有项目课题 。项目能与学问画等号吗？大项目果真就代表大学问吗？

中医具有自己的特点，不是所有的理论和原理都能纯粹用现代科学手段去阐述和研究的，所以不能立项研究的理论精髓有很多 。中医之所以没有取得理论上的重大突破，原因就在于中医的一些重大理论问题目前还无法解决。所以，仅用项目课题作为衡量大师的标准，显然是不科学的。

4 大师的声望

有学者在阐述“大学”时这样说过：大学之大，在于大德、大爱，在于大学问，在于大师。集大德、大爱、大学问于一身的，堪称大师。

在国医大师评选条件中就特别对“大师之德”作了规定：遵纪守法，品德高尚，获得社会广泛赞誉；热爱中医药事业，具有强烈的责任感和使命感。

大师一定要有符合大师的品德，具有了大师的品德，大师的修行才算真正获得圆满，才能称之为“德高望重”。

大师之德所以被看重，在于大师具有非同一般的影响力；德之于中医之大师尤其被看重，是因为他们肩负着治病救人的重任。

总之，大师需要学术的积淀，需要品德的修养，需要时间的锤炼，是一个瓜熟蒂落的过程。急功近利，难成正果。

走向中医大师之路，无捷径可寻，没有大师一样的付出，便没有大师一样的收获。

解读“铁杆中医”

“铁杆中医”是由当代中医大家邓铁涛先生首先提出来的，之后便被中医界广泛引用。“铁杆中医”的基本含义是什么呢？判断的标准是怎样的？当下提倡做“铁杆中医”的意义又在哪里？我们应当有一个基本的把握。

1 提出“铁杆中医”，根本在于防变

“铁杆中医”是在什么背景下提出来的？从“铁杆中医”的字面可知其大概，它是在中医生存发展出现危急、急需保护的境况下提出来的。曾几何时，唯科学主义思潮涌动并波及中医界，有人提出要“消灭中医”或“存药废医”，对此在全国范围内展开激烈论争，中医同仁口诛笔伐，奋起捍卫中医，在此背景下邓老提出要做“铁杆中医”。可以说，“铁杆中医”的本质意义就是要中医人坚定中医信念，不为错误思潮所影响，坚持走中医自己的道路。

历史证明，中医每逢危难之际，必有“铁杆中医”挺身而出，挽狂澜于既倒，救中医于水深火热之中。中医屡遭劫难而后生，既因于中医科学真理之不灭，也因于“铁杆中医”

之顽强坚守。

当下为什么还要强调做“铁杆中医”？仍然是要防变。当下中医发展与时代发展越来越紧密，中医的门派也不仅仅限于“中医研究”，更有“研究中医”、“衷中参西”等多个门派。为了中医的理论指导不变，思维方式不变，中医特色不变，就一定要有“铁杆中医”来坚持和延续。唯有如此，中医才能在发展创新中保证江山不改。

2 是不是“铁杆中医”，标准是基本原则不变

做铁杆中医，就要坚持走中医自己的路，而中医自己的路又是一条怎样的路呢？中医理论指导不变，思维方式不变，中医特色不变，这只是中医发展的一个基本原则，而“路”则是有明确目标的，“走路”的规划和方法措施也是具体清晰的。在现代背景下，中医发展之路已不是“中医研究”之一途，而是门派众多，研究路径各不相同。在这种“百花齐放”的格局下，怎么来认定哪一条路是中医自己的路，哪一条又不是中医自己的路呢？

中医的发展正处在一个特殊时期，王国强副部长提出的当前中医药事业面临两个“倒逼”，可谓是对这一特殊时期的准确阐述：“一是当前政府对中医药事业支持力度大，老百姓对中医药的热情高，中医药部门拿什么回报，用什么奉献？二是当中医药的价值在世界上得到认可，越来越多的人开始应用中医药，并加强中医药机理研究时，中国人能否永远拥有解释权、话语权、标准权？”这实际提出的是中医怎么发展和加速发展的两个问题。

要加速发展，首先要弄明白怎么发展，不解决怎么发展的问题，任何形式的快速发展都是盲目的。怎么发展？追问的是当下中医科学发展的具体路径是什么。客观地说，在中医理论指导不变、思维方式不变、中医特色不变这一基本原则不变的前提下，任何形式的研究路径都是探索性的、不确定的，都是在探寻中医快速发展之路。

所以，在当前阶段，作为铁杆中医，遵循的基本原则是一致的，而研究的路径可以是不同的。是不是铁杆中医，不能从研究的门派去判别，主要看是不是坚持了中医发展的基本原则。只要发展中医的基本原则不变，无论“中医研究”还是“研究中医”，抑或“衷中参西”，都是在为中医的快速发展而探索，他们都是铁杆中医。

3 做现代“铁杆中医”，一味坚守是不够的

中医的生命力不仅仅是因为有疗效，还在于它具有随时代进步而进步的能力。要使中医保持旺盛的生命力，就要在坚守的同时，还要努力去发展创新。

发展创新，是现代社会对中医的要求。一是因为科学技术在不断进步，中医不可能置身事外；二是因为现代社会对中医的需求在发生改变，人们需要更为稳定的中医疗效、更为先进的中医技术、更为安全的用药方法和现代语言上的理论表达。仅有坚守，这些是无法实现的。

中医发展创新，借助于现代科学技术与方法是难免的，进行一些必要的改造也同样是必要的，但中医发展的基本原则绝不能变，绝不能以科学为借口来西化中医。

“改造”有两个基本含义：一是修改或变更原事物，使适合需要；二是从根本上改变旧的，建立新的。我们通过发展创新对中医进行的科学改造，一定是指前者而不是后者。后者与“消灭中医”无异。

同样，坚守中医不是对中医的复古，是坚守中医发展的基本原则，坚守中医发展的成果。如果认为坚守就是要回归过去，回归古代中医，那是对历史的倒退。读经是坚守中医的重要方法之一，如果把读经看作是坚守中医的根本方法和唯一方法则是不全面的。读经是为了认识中医理论形成的本原，把握中医产生的历史条件和环境，以及在今天的应用价值，让中医的传统得到延续。什么是传统，那一定是过去存在而在当下仍然活着的东西。我们需要坚守的，就是中医在当下仍然闪闪发光的有价值的东西。

所以，做一个现代“铁杆中医”，就要肩负起坚守与发展两大重任，只求坚守不求发展必然落后时代，只求发展不求坚守可能丢掉本色，唯有两者并重才是中医发展的正确之路。

十 中医走向世界的门槛

向世界推广、让世界接受中医，那就必须先要得到国际认可。“国际认可”是中医走向世界不可缺少的第一步。国际认可是有标准参照的，那就是国际标准。

标准是对事物规律性的表达，标准越清楚准确，越便于把握事物的规律性。临床研究的目的就在于揭示疾病的发生机制和疗效机制，揭示其规律性，而规律是需要通过标准来呈现的。可以说，标准化、规范化程度越高，其规律也越清晰。

“中医辨证论治的个性化治疗与标准化并不矛盾，标准是对多个个体的总结形成的普遍规律。要处理好二者的关系，不能因个性化而不做规范化，也不能因为标准化而丧失中医个性化治疗的特点，必须把握好度。”

通过科技合作的过程潜移默化地接受一种观念，那将是根深蒂固的。开展国际科技合作的目的不仅在于促进中医药发展，更在于借机将中医药推向世界。

国际合作不仅是一个交流过程，也是一个与国际标准磨合的过程。通过合作发现我们的标准与国际标准存在的差距，有针对性地解决问题，会少走弯路。

“国际认可”是中医走向世界的第一步

日前《健康报》报道：国际权威医学期刊《内科学年鉴》发表我国学者研究结果，证实中药汤剂在缓解甲流引起的发热症状方面与达菲相仿或有更加优效趋势。这标志着国际权威医学刊物对我国中医药学研究的认可。《内科学年鉴》是美国内科医师学院的官方杂志，被公认为国际内科领域“第一刊”。文章发表后被国际主流媒体如美国《纽约时报》、英国路透社等立即进行了报道，国际上有逾3.25万个网站对其进行了转载。这说明中医药要走向世界，“国际认可”是基本前提。

对“国际认可”，有人并不以为然。认为中医的疗效为什么非要别人来承认，中医源于中国，最有权利和资格评价中医的应当是中国自己。没错，但问题是我们为什么要对中医进行评价？如果是为了向世界推广、让世界接受，那就必须要得到世界的认可。“国际认可”是中医走向世界不可缺少的第一步。

国际认可是有标准参照的，那就是国际标准。中医对待国际标准是有不同认识的，原因在于国际标准与中医的实际存在较大差异。这也是中医对“国际认可”不以为然的根本症结所在。其实，中医与国际标准不是根本不可调和的。文章报道说中药治疗甲流效果的研究，采用的就是规范、严格的现代循证医学方法。说明现代循证医学这一国际认可的方法，是可以用于中医临床研究的。

个性化是中医临床的特色，同样的疾病会因人因地因时而不同。标准制定的太具体，就会限制中医临床个性化，限制辨证论治特色。这是一个极大的误识。对于如何看待中医个性化治疗和标准化的关系，王国强副部长最近的讲话可谓精辟："中医辨证论治的个性化治疗与标准化并不矛盾，标准是对多个个体的总结形成的普遍规律。要处理好二者的关系，不能因个性化而不做规范化，也不能因为标准化而丧失中医个性化治疗的特点，必须把握好度。"这对我们中医标准化工作很有指导意义。

标准是对事物规律性的表达，标准越清楚准确，越便于把握事物的规律。临床研究的目的就在于揭示疾病的发生机制和疗效机制，揭示其规律性，而规律是需要通过标准来呈现的。可以说，标准化、规范化程度越高，其规律也越清晰。"要充分认识中医药标准化工作的重要性、必要性和紧迫性。随着人民群众对中医药需求不断增长和中医药学术水平不断提升，以科技为支撑，把实践中具有确切疗效的临床经验，以及对于中医药学术发展的共识，通过标准的形式固定下来，能够推动中医药事业科学有序发展"（王国强语）。

标准需要科学制定，更需要严格执行。过去我们也有一些疗效不错的临床研究，也以临床证据为主、并采用随机对照的方法进行观察，为什么没有引起国际医学权威的关注呢？主要原因在于我们的研究设计中对标准的执行还不够严格，离循证医学的要求存在距离。循证医学要求的临床证据有 3 个主要来源：①大样本的随机对照临床试验；②系统性评价；③荟萃分析（Meta 分析）。而我们的临床研究在对循证医学原则的具体执行上还存在许多不严格的问题。

当然，就中医而言，不是所有的国际标准都适合于自己的。怎么办？以下几点需要我们思考：其一，中医人首先自己要有较强的标准意识，要认识到标准对中医发展的重大意义；

其二，要养成自觉执行和严格执行标准的习惯，善于与国际标准进行磨合，使研究设计不断趋于标准化、规范化；其三，要争取中医在国际标准制定中的话语权，积极进行国家标准的制定，进而影响和参与国际标准的制定，最终在国际标准的制定中能体现中医学特点；其四，中医期刊要做好临床、实验研究论文标准化、规范化指导与引导，为向海外推荐中医成果创造条件和奠定基础。

“国际合作”是中医药走向世界的重要途径

中医药走向世界，是中医药发展的重要任务之一。积极开展中医药研究的国际合作，不失为一条中医药走向世界的重要途径。理由有三。

1 中医药国际科技合作的过程，也是世界对中医药认可的过程

我们知道，文化背景的不同，是中医药走向世界的主要障碍之一。中医药理论本身具有浓郁的中国传统文化色彩，除了日本和东南亚的一些国家之外，欧美等西方国家就不那么容易接受。为什么我们独立研究的中医药成果很难被世界采用或认可，除了标准问题外，主要原因恐怕就是文化背景的差异。开展中医药国际科技合作，是一种科学意义上的合作，进行的是一种世界科学研究活动。因为开始寻求的不是要对方认可什么，而是一种科研合作，从形式上会让对方比较容易接受。随着合作研究的逐步深入，合作的对象会对研究的内容逐渐产生兴趣，于是便不自觉地把中医药接受了。通过科技合作的过程让对方潜移默化地接受一种观念，那将是根深蒂固的。应该说，开展中医药国际科技合作的目的不仅在于促进中医药的发展，更在于借此机会把中医药推向世界。

2 加强中医药国际科技合作，有利于加速与国际标准的接轨

为什么至今为止，我们研制的许多疗效非常好的中药产品一直打不进国际市场，主要的原因是研究标准有差距。原国家科技部副部长刘燕华在谈中医药现代化时曾经说到："为什么国际市场打不开，就是我们的产品要按照人家的法规进去，我们的许多标准没出来，中药的标准也没出来，再不抓紧赶出来，中药进入国际市场就会更困难。要通过国际合作了解和研究外国的标准，拿出我们的对策。标准是门坎，不仅是科技的门坎，也是贸易的门坎。"上海杏灵药业公司生产的银杏颗粒、天津天士力集团生产的丹参滴丸，应该说是在国内中药产品中研制水平较高的，并有报道说这两种产品已经打入国际市场，其实据上海医药集团（上海杏灵药业公司的母公司）的一位知情人士说，在将中药当作化学药来进行测试的现有标准下，这两种中药根本不可能通过 FDA 审批而进入美国市场。假若说，以上两种产品如果是通过国际合作的形式完成的，我想最终达到的标准会更接近国际要求的水平，进入国际市场会更容易些。中医药国际科技合作不仅是一个科技交流的过程，同时也是一个与国际标准磨合的过程。通过科技合作，会发现我们的标准与国际标准有哪些不同，存在的差距在什么地方，针对存在的问题共同研究解决，这样得到的结果可能要比我们自己去做要完善的多，也会少走弯路。

3 开展国际合作，可提升我们自己的研究水平

在看到标准差距的同时，还需要看到我们与国际标准要求的技术差距。应该承认，我们中药产品的科技含量是比较低的，中医科研的现代化水平也不高，这些不足同样是影响我们与国际标准接轨的重要障碍。比如我们的传统方剂，药物配伍的单位是以传统饮片为主，这拿到国际上去就显得比较粗糙。因此有人提出，要想研制出现代中药制剂，必须先由传统饮片走向现代饮片。现在大家认为比较先进的有中药颗粒制剂，其实中药颗粒制剂至多是中药现代饮片的一种原始级形式，无论从理论概念还是实际生产的意义衡量，离现代饮片的要求还有相当距离。什么是现代饮片？用一位专家的话说，就是“中药现代饮片是以中药材为原料，按中药现代制剂的处方要求，将药材加工、炮制或化学、生物合成，制备出物态稳定、含有一种或几种功能主治明确的化合物，并具有稳定可控的质量标准的制剂原料。”如现在已经生产的青蒿素及衍生物制剂、清开灵注射液、地奥心血康胶囊、康特莱静脉乳、复方丹参滴丸等，其处方中的中药材就是经过提取精制且质量稳定的现代饮片。由传统饮片向现代饮片的过渡，实际是一种制药技术的跨跃。我们应该借中药国际科技合作的机会，来提高我们现代中药制剂的工艺和技术，逐步把我们的中药制剂技术提高到一个新的水平。有了先进的制药技术，就为与国际标准的接轨创立了基础条件。

开展中医药国际科技合作，不要忽视对知识产权的保护，除此之外，还要始终坚持国家利益、民族利益至高无上的根本原则，说到底就是要坚持中医药自主发展的原则，不能因为局部利益或个人利益而于国家的中医药事业而不顾。中医药的国际科技合作，一定要遵循中医药发展的内在规律，始终坚持以中医理论为指导，坚决避免在合作的过程中因利益诱导而走入与中医规律相背离的歧途。

卫生部前副部长佘靖曾指出，目前制约中医药国际科技合作发展的主要问题集中在，东西方文化背景的不同，造成对中医药的理解和认同的困难；国内经济尚处于发展阶段，难以对中医药的科学研究和跨领域国际合作提供足够的资金保障；尚未形成高层次的、有影响的中医药国际科技合作的协调机制；对知识产权保护和技术准入标准等为标志的国际科技合作规则和市场运作规则在理论和实践方面缺乏经验等。困难是必然的，因为我们中医药的国际科技合作尚处在初始阶段，无论是经验还是技术、标准和各种各样的条件都需要总结、提高和完善。但是，要提高我国中医药科学自主创新能力，实现中医药成果高新技术产业化的战略目标，就必须走与国际科技合作的发展道路。困难也正是问题所在，为了节省财力、物力和人力，我们可以集中优势进行试点性合作，获得一定经验之后再广泛展开，这样可以避免少走弯路。国内有实力的中医药企业可以与国内一些科研能力较强的研究机构联手开展与国际合作，通过优势互补，以增强我们合作的整体力量。总之，要把中医药尽快推向世界，开展中医药国际科技合作是一条捷径。无论前进的道路有多艰难，只要坚持走下去，就一定会取得成果。

十一　科普的目的是授人以渔

如果我们首先将这些中医核心的东西在社会中进行深入的传播和普及，让老百姓知道“阴阳平衡”、“辨证论治”、“体质差异”、“寒热温凉”等是怎么一回事，张悟本等人的“神话”就不可能大行其道受到如此追捧。

人体就像一部机器，需要经常维护，有了毛病就要及时修理。但你首先要懂得基本的机械原理，不然出了故障你只能瞎忙。中医养生治病的思想，就如同这基本的机械原理，老百姓知道了这些，才能用正确的方法去养护自己的身体，而不至于盲从或被忽悠。

专家的话可信，这是百姓找专家看病的根本理由。名医通过微博与普通大众建立起对话的桥梁，通过名医之口，在解惑答疑的同时将中医的科学思想、科学理论和科学方法传播给大众，通过这种潜移默化的过程，重新拾回大众对中医的信任与热爱 。

中医养生科普 理念先于方法

自从张悟本、李一的养生“神话”相继破灭之后，各方都在反省，都在总结，是什么原因成就了这些“神医”？有人总结了六大原因：一是有人借养生热发养生财；二是时下看病太贵，“神医”乘机而入；三是社会浮躁，骗子受益；四是不良媒体推波助澜；五是假冒伪劣催生了他们；六是大众养生知识的匮乏。还有一条是大家公认的，就是主管部门监管不力，未能及时制止而让其泛滥。

作为中医界，又当做怎样的反省呢？是不是我们在宣传普及中医知识的时候，除了宣传力度不够外，在宣传策略上也存在失误？从近年出版的一些中医科普书籍看，内容大多是养生方法、治疗验方一类的书，很少是在介绍中医养生治病的观念和思想的。中医的优势是什么？主要就是那些被称作精髓的观念和思想。如果我们首先将这些中医核心的东西在社会中进行深入的传播和普及，让老百姓多少知道“阴阳平衡”、“辨证论治”、“体质差异”、“寒热温凉”等是怎么一回事，张悟本等人的“神话”就不可能大行其道受到如此追捧。

中医的辨证论治思想告诉我们，无论是养生还是治病，都是因证不同、因体质不同、因季节不同、因地域不同而治法不同，一方统治百病，是与中医辨证论治思想背道而驰的。同样，中医养生和治病最终达到的是人体的阴阳平衡，或者说是阴平阳秘，过补或过泻都会导致新的阴阳失衡而加重疾病。还有，无论是药物还是食物，都有寒热温凉之分的，偏食一种食物或过用一种药物，都会引起人体阴阳平衡的破坏，不仅不能治病反而会加重疾病或引发新的疾病。如果老百姓知道一点这些中医的基本思想，谁还会去听信张悟本“绿豆、茄子包治百病”的谬论。

人体就像一部机器，需要经常维护，有了毛病就要及时修理。但你首先要懂得基本的机械原理，不然出了故障你只能瞎忙。中医养生治病的思想，就如同这基本的机械原理，老百姓知道了这些，才能用正确的方法去养护自己的身体，而不至于盲从或被忽悠。

中医养生的书最近几年泛滥成灾，几乎是本本畅销，为什么自张悟本“神话”被揭穿后，养生书市场顿时成为熊市？这真实地反映出一种现象，就是老百姓还是在跟着媒体走，没有自己的判断。难道说所有的养生书都是骗人的吗？如果这样下去，中医如何在大众中普及？所以，我们的媒体不仅要及时帮助老百姓拆穿骗局，更要帮助老百姓提高辨别真假的能力。要向大众灌输正确的养生思想，有了一个正确的思想做基础，才不会被一些五花八门的法术所迷惑，才能根据自己实际的身体情况去选择正确的养生方法。

中医科普，首先是中医基本思想的宣传与普及，老百姓有了正确的思想做指导，才能形成自己正确的判断，才不会轻易被蒙骗。

微博让中医回归百姓

甘肃省卫生厅关于千名中医建微博的决定，引起社会一片热议。可见中医的事情一向是颇受社会关注的。虽然仁者见仁，智者见智，但主流意见还是赞成的。让名中医建微博，可以拉近名医与百姓的距离，是一件好事。

1 大众对话专家——可信

让名医建微博，实际是架构起了一座百姓与专家对话的桥梁。百姓看病难，突出的问题就是苦于找不到专家，找不到权威的医生。有了名医微博，百姓可以直接与专家对话，直接听到专家的建议。近些年来一些打着中医旗号的所谓神医层出不穷，招摇撞骗，老百姓已是防不胜防。所以，找到放心的中医专家看病已经成为大众的共同渴求。

专家的话可信，这是百姓找专家看病的根本理由。通过微博与专家直接交流，可以尽情诉说自己的病情，无可顾及地表达自己对疾病的感受，还可以尽可能多地提出自己的意见和要求。专家可以不受时间限制而进行深入全面的思考，然后为患者提出一个较为科学的意见。其实，微博的主要作用在于给患者给出一个指导性意见，而多数患者需要的往往就是得到专家的指导。

2 名医普及指导——可靠

中医的普及和推广，最有力的措施就是专家不仅要挂帅，还要亲自出马上阵。1000 名名医亲自上微博，为社会大众解答中医养生保健、却病延年的问题，百姓觉得可靠，不会被忽悠。应该说，中医微博一事，凸显出卫生管理部门以人为本理念的全面贯彻。

看病需要医生与患者面对面的交流，中医的望闻问切更是离不开患者。所以，中医微博所能提供给百姓的服务，主要是解疑答难，提供一个指导性意见，而不是治疗方案。因为没有医生亲自的望闻问切和辨证论治，是不能茫然处方的，这既是做医生的原则，更是为了患者的安全。

3 中医回归百姓——可行

“中医中药中国行”活动的开展，就是为了让中医重新回归大众，回到广大普通百姓中去。历史证明，中医的诞生和存在就是因为普通大众的广泛信任和喜欢，没有了大众的信任，中医就会失去立足的根基。名医通过微博与普通大众建立起对话的桥梁，通过名医之口，在解惑答疑的同时将中医的科学思想、科学理论和科学方法传播给大众，通过这种潜移默化的过程，重新拾回大众对中医的信任与热爱，重新让中医回到广大的普通大众中去。一个省可以有1000名中医建立微博，全国30几个省就可以有更多的中医微博建立起来，如果都能与普通大众建立起密切的联系，中医回归大众就会指日可待。

4 名医网上监督——有力

名医建立微博，不仅是名医单方面的指导，同时也在接受社会的监督。这就要求名医要以名医的标准严格要求自己，既要有较高的医术，又要有较好的医德；既要有精益求精的科学精神，又要有细致耐心的工作作风；既要医术高明，还能认真负责。所以，中医微博的建立，将起到双向促进作用，名医在为大众解疑答难的同时也在规范自己，也在提高自身的素养和水平。

最后提点建议：一是要有问必答，注重信誉。二是持之以恒，不要虎头蛇尾。三是原则明确，指导为主。